真健康
HEALTH

解憂診療室

吳佳儀・李明濱 著

作者序

去除精神疾病偏見，提升心理健康知能

《解憂診療室》終於誕生了，希望本書對民眾心理健康的素質能有所助益。

健康是人生最重要的財富，根據世界衛生組織的定義：「健康是指身體、心理與社會層面的安適狀態」。因此，沒有心理健康就沒有所謂真正的健康。影響心理健康的因素有很多，特別是精神疾病，尤其是在一般日常生活裡面很常見的憂鬱症、焦慮症、失眠症等等，這些就是所謂的「常見精神疾患」（Common mental disorders，CMD）。這群疾患是目前世界衛生組織最為關心的精神疾病族群，因為這些疾病不只是會帶來情緒的障礙，進一步會造成心理社會與生活功能的障礙。

在臺灣地區，因為文化信念、民眾的負向態度、錯誤認知與精神疾病汙名化的問題，導致這類病患不一定有機會、或者有意願來接受合適的心理衛生或精神醫療服務；此外，這些疾患都會合併多項的生理症狀，因此造成患者到處求醫，而得不到正確的診斷與治療，除了影響病情，也造成醫療資源的浪費。

更嚴重的，這些常見的精神疾患也跟自殺有著嚴密的關係，自殺有關的原因中，８０％以上都與情緒障礙症（特別是憂鬱症）有關。過去多年來，本人除了參與精神科病人的臨床護理照護與教學研究外，同時也針對精神疾患的流行病學、去汙名化、求醫行為及自殺風險評估，有深入的探討與研究。這次，在李明濱教授的鼓勵之下，我們把過去多年來比較有代表性的ＣＭＤ個案，加上其他臨床上常見的精神疾患，融會貫通，集結成本書。

書中故事描述除了將個人的基本資料改寫，針對這些常見精神疾患的臨床表現，都是保持原本病情的樣貌。我們很期待透過以故事情節的描述，可以更貼近民眾的感知與想法，進一步讓讀者可以藉此更了解自己及周遭需要幫助的親朋好友，同時針對有憂鬱症相關的民眾能及早尋找正確的醫療資源。更期待透過本書的宣導，進一步提升民眾心理健康知能的素質。

本書一共挑選了十三個個案，涵蓋的層面幾乎是所有的常見精神疾患；從最常見的失眠症，到壓力相關的適應障礙症、恐慌症、飲食障礙，以及以憂鬱症為核心的共病疾患、強迫症、酒精與藥物物質濫用、失智症與自殺議題。除了故事描述，對治療與正確的自我照顧概念亦有著墨，相信讀者從閱讀中可以更了解到憂鬱症原來是個多重原因的異質性疾患群，並在讀完這十三個故事以後會有深刻的感觸，除了可以同理、感受個案及家屬的苦楚之外，也可以更了解精神醫療的團隊運作模式，進而去除對精神科以及精神疾患的汙名與偏見。

為有效解決這些常見精神科疾患的問題，一定需要提升民眾心理健康的知能，促使民眾得以有效尋求及利用精神醫療資源。期待這本書的出版，對於民眾心理健康品質的提升，以及精神疾患的預防能夠有所助益。最後，很感謝平安文化及同仁的鼎力協助，才能讓這本書順利出版，也非常感謝我們的諸位社會賢達，共同推薦這本書；更期待讀者不吝指教，並給予寶貴回饋，讓再版時能臻至完善。

吳佳儀　謹識

二〇一六年九月十九日

作者序

正視心靈殺手，樂當生命守門人

執醫四十年，看遍各類精神疾患的演變，憂鬱相關的疾患洶湧而來。費近一年的時間，終於看到《解憂診療室》的出版。本書目的在於協助讀者認識世紀心靈殺手，也期許民眾能樂當生命的守門人。

自殺是全世界的公共衛生問題，每四秒鐘就有一個人自殺未遂，四十秒鐘就有一個人自殺身亡；平均每年大約有八十萬至一百萬人死於自殺。自殺是多重原因，最主要的促發因子是生活中重大的壓力事件與精神疾患；其中80％以上都是情緒障礙症相關，特別是憂鬱症；其他還有焦慮症、恐慌症、物質濫用等等所謂的「常見精神疾患」。

憂鬱症已經被公認為二十一世紀造成人類失能的第二大原因，僅次於心臟血管疾患。憂鬱症可發生於各年齡層；異質性高，總類多，可以是生活壓力或身體疾患所造成，像適應障礙；也可以是遺傳、體質及身體因素所造成的，如重鬱症；也可以是合併躁症的躁鬱症；也可以是與性格、環境相關的慢性輕鬱症。更重要的是憂鬱也會合併其他的疾病，不管如何，憂鬱症及其他常見的精神疾患都是可以治療的精神科疾患，包括藥物治療、心理治療；除了強調個人，也注重家庭，更重要的，針對慢性憂鬱症患者復元以後，也要協助患者回歸到社區生活。

目前我們有很好的精神醫療設施與資源，但是以重鬱症為例，不到20％的患者接受精神醫療；影響就醫最主要的原因是病人對於憂鬱症的誤解與迷思。除了原本的情緒症狀，憂鬱症同時會合併滿多的生理症狀，我們的病人常常反過來報告憂鬱症是因身體症狀的結果才憂鬱，而拒絕或延誤至精神科或心理衛生相關單位接受治療。因此如何早期發現、早期治療，變成是目前重要的議題。

有鑑於憂鬱症及相關疾患早期診斷與治療的嚴重問題，這次特別與台大醫學院護理學系吳佳儀副教授共同合作，出版《解憂診療室》

一書；書中涵蓋十三個精采案例的故事。期待透過這些故事的描述，能讓民眾更有感，更能深入的理解憂鬱症及相關精神疾患之樣貌與治療。相信本書的出版能夠增進民眾對憂鬱症及相關疾患的認知。為了可以達到早期偵測、早期預防和治療的目標，我們也特別在本書介紹「心情溫度計」的使用，讓民眾可以簡單的自我施測或用來檢測周遭的親友，以理解自己的情緒狀況，並透過測量結果，而能及早尋求幫忙。期待以本書為媒介，共同提升民眾對當代常見精神疾患的知能，而能早期發現需要幫忙的親友。最後，也萬分感謝所有推薦本書的好友們，由於他們的推薦，將使本書發光發熱，更期待所有的讀者都能成為心理健康的守門人、守護神。

李明濱　謹識

二〇一六年九月十九日

目錄

第三章 當憂鬱症找上門

附錄

前言

四十年前，在精神科還不普及的年代，選擇精神科為終身職志，往往會被親友質疑：「唸了那麼久的醫學院，為何不當一名可以救人一命的醫師呢？」

事實上，如果不好好治療的話，憂鬱症也是會致命的。根據世界衛生組織（ＷＨＯ）統計，憂鬱症與癌症、愛滋病並列為二十一世紀威脅人類健康的三大疾病之一；每年約有一百萬人死於自殺，其中８５％都跟憂鬱症有關。而只要有一個人自殺，平均會有六個家屬因此遭受身心創傷，憂鬱症衍生的後果不容小覷。

有個朋友曾提出這樣的疑問：「精神科瘋子很多嗎？」

「瘋子不多，但是有壓力的人很多。」我說。

「原來精神科也會看壓力喔？」

「對啊，我就是看心理壓力的。所以，離婚有壓力的人會來看我，失眠睡不好也可以來看我，甚至中風也可以來看我！」簡單的短短幾句話，就足以讓一般人了解精神科沒什麼可怕；不只是精神疾患，連常見的睡眠問題、壓力問題，也都在精神科診療的範疇之中。

在引發憂鬱症的原因之中，壓力並非最直接的唯一因素，不過，卻常常是「壓垮駱駝的最後一根稻草」。

世界各國流行病學資料顯示，每五個人當中，就有一名患者可能有憂鬱症狀。在臺灣，憂鬱症的盛行率並不亞於世界各國，但令人擔憂的是，僅有約20%的患者會求助精神科，呈現「高盛行率、低就診率」的現象。很多人寧願到其他科看診，也不願踏進精神科的大門，擔心承受旁人的異樣眼光。他們深受憂鬱情緒所苦，卻害怕被視為軟弱、抗壓性低、不夠堅強，因而羞於求助他人，或一味壓抑情緒，這也是憂鬱症就診率無法提升的一個常見原因*。

哭泣不代表軟弱，憂鬱也並非不懂調適壓力，當我們因情緒問題而感覺痛苦時，很可能就是身體所發出的一個警訊、一個求救訊號，在告訴大腦：這座人體工廠有某個部門出現問題，必須加以檢測或維修了。

看對科，才能對症下藥

憂鬱症是現代人的文明病，「感覺憂鬱」確實是相當普遍的現象，但並不代表真的是憂鬱症。一個人會有憂鬱的情緒、行為等症狀是正常的，例如失戀或有工作壓力時，一定會有心情不好、提不起勁的感覺，不過還不到「生病」的程度。憂鬱「症」是一種病，會造成生活功能障礙，除了讓人不快樂，感覺整個世界都是灰暗的之外，還會合併激動、不安、焦慮、失眠等狀況。此外，人類的身、心是合一的，大腦會將其整合在一起，所以憂鬱症也可能引起諸多身體不適症狀，例如頭暈、耳鳴、口乾舌燥、心悸、腸胃蠕動差、便秘、全身無

＊有關去汙名化之網路短片：https://www.youtube.com/watch?v=xH8psBAYy1Q

力及痠痛等情況。憂鬱症除了造成生理功能障礙之外，胃口也會發生變化，有些人會厭食、吃不下飯，但也可能出現暴飲暴食的情況。有些憂鬱症嚴重的病患想要結束自己的生命，是因為大腦的認知部分產生了負面想法。

憂鬱症是一個症候群，擁有很多症狀同時出現的特性；正因為如此，精神科醫師在確認診斷前，都會先排除病人的憂鬱是否為身體疾病、腦功能障礙，或其他原因造成。有時某些藥物，如治療腸胃問題的用藥，也可能吃了坐立不安導致憂鬱。

由於憂鬱症表現出來的樣貌是多樣化的，全身上下都可能出現不舒服的情況，因此憂鬱症病患可能四處看病，每科都去掛號，逛遍了各家醫院卻找不到病因，病情自然也沒有辦法獲得改善。當他們處於憂鬱、絕望的情緒之下，當下可能無法作出正確的判斷，此時更需要周圍的人協助。親友的支持對憂鬱症病患來說是相當重要的，必須發揮同理心，多傾聽、多陪伴，並且陪伴他們就醫。

憂鬱症表示病患的生理及心理都生病了，此時需要勇於面對它，才知道如何走出來。因此，最好的方法就是好好認識它。每個人都有可能罹患憂鬱症，只要及早接受專業治療，都有痊癒的機會。這也是我們撰寫本書的目的，希望讓社會大眾對憂鬱症有正確的認知。

很多時候，只要早點求助醫療的資源，或是身邊的人多付出一分注意，憂鬱症患者的命運就可以得到改變。這也是我們一直呼籲的，憂鬱症越早發現、越早就醫越好，不但痊癒的機會高，病患也有更多機會及早回歸生活常軌，去做他們想做的事。

你今天憂鬱嗎？

大家看過《腦筋急轉彎》（Inside Out）這部動畫電影嗎？它以擬人化的手法，描繪人類大腦中的五種情緒。其中，戴著大眼鏡的憂憂（Sadness），總是低眉垂頭，一臉憂愁。她不但沒什麼自信，想法總是很悲觀，遇到令人沮喪的事，還會提不起勁來、連動也不想動。

憂憂的言行舉止，就是處於憂鬱情緒時會出現的狀況：心情低落、沮喪、感到悲傷，吃不下飯、睡不著覺，忍不住哭泣。

舉凡是人，都會有憂鬱的情緒，例如上班族的「週一症候群」，許多人到了週日晚上就悶悶不樂，但是當引發憂鬱的原因或事件不再存在，憂鬱症狀便可能獲得改善。不過，如果憂鬱情緒一直持續下去，甚至長達數週或數個月，並且對日常生活造成了影響與干擾，這時就要思考，不僅僅只是單純的情緒低落，而是罹患了「憂鬱症」。

檢視憂鬱症的九大症狀

要確診憂鬱症，無法只靠單一症狀判定；一般來說，需要符合下列九大症狀中的五項以上：

1、在一天之中的大部分時間感到難過。

2、對日常活動喪失興趣。

3、體重減輕（在非節食時）或體重增加。

4、睡得太多或太少，或是過早醒來。

5、總是覺得疲累和虛弱。

6、缺乏自我價值感、有罪惡感或無望感。

7、常常易怒和坐立不安。

8、在集中注意力、作決定或記憶事物方面有困難。

9、反覆出現想死和自殺的想法。

一旦出現五項以上症狀，並且狀況持續至少兩週，經由專業醫師的診療與會談後，就能作出正確的診斷。

此外，憂鬱症還有一項特性，就是出現「不同區域的身體疼痛」，它們看似與憂鬱情緒毫無關聯，但在臨床上的很多例子告訴我們，憂鬱症會以莫名的身體疼痛來表現；尤其當病人同時有其他身體疾病時，憂鬱症也比較不容易診斷出來。

有的病人因為全身不舒服、痠痛或疼痛，去醫院做檢查，卻始終找不出原因，直到與精神科醫師談過之後才恍然大悟，原來是憂鬱症作祟。當病患最終得知自己罹患的是憂鬱症，並非什麼怪病時，反而能夠放下心中的大石頭，坦然去面對。

醫師在診斷憂鬱症時還有一個衡量標準，那就是對於病患的生活，是否已經造成了「功能損害」？例如：臥床不起、常常無法出門去上班上學，因而影響工作或課業表現，甚至到了被公司開除、被學校退學的程度，這樣就已是嚴重的功能損害。

當日常生活不能正常運作，病人會感到困擾和痛苦，若沒有及時處置，往往會加速病況惡化，嚴重者可能走上自殺一途。憂鬱症病患一直都是自殺的高危險群，如果身邊有人出現憂鬱症狀，不妨多留心、給予關懷，並且適時地提供幫助，避免憾事發生。

第一章

憂鬱症
真的很可怕嗎？

誘發憂鬱症的危險因子

憂鬱症並非單一原因所造成的，而是綜合生理及心理因素所導致的結果。根據目前的醫學研究，憂鬱症的常見病因有下列幾項：

1、基因遺傳、家族中曾有精神疾病病史。

2、遭受重大壓力事件或重大失落，如喪親、喪偶、失業等。

3、人格特質。

4、早期成長的負向經驗。

5、腦內神經物質失調或內分泌異常。

6、多重慢性疾病或腦部相關疾患。

7、酗酒或藥物濫用等成癮行為。

憂鬱症的引發並非單一原因，簡單來說，如果同時具備越多因素，發病的可能性就越高。

和其他精神疾病一樣，憂鬱症也是一種腦部的疾病，由於腦內神經傳導物質失衡、或腦部區域缺損，使得腦部功能失調，進而出現各種精神症狀。其中最常被提及的，是因為「血清素」（Serotonin）過低，使人產生抑鬱、失眠及記憶力衰退等現象，比如壓力、缺乏睡眠或是營養不良等原因，都會影響血清素的分泌。治療憂鬱症的抗憂鬱藥物，就是在補足腦部缺乏的血清素，進而改善憂鬱症狀，所以也有人稱血清素為「大腦的快樂因子」。

雖然壓力會使血清素降低，但在沒有明確壓力事件的情況下，憂鬱症仍有可能發生（生理性憂鬱症），這是因為除了外在的影響，天生的體質因素對憂鬱症來說，更有著一定的影響性；有些人由於遺傳或早期成長的負向經驗，使得他們的大腦構造與分泌有了變化，成為易感性高的體質，大腦較容易發生問題。

先天的遺傳與基因，與許多疾病都有著高度相關，其中，精神疾病幾乎都屬於多基因遺傳，除了杭丁頓氏舞蹈症（Huntington's disease）已被證明是單基因遺傳之外；因此，只要家族中曾有精神疾病相關病史，都會增加憂鬱症或其他精神疾病的罹患機率。早期成長的負面經驗也是，成長於受虐家庭，或幼年時期有不好回憶的孩童，長大後有人格障礙症或精神疾病的可能性都可能提高。

人格特質之於憂鬱症的影響亦同，如強迫型性格、邊緣型性格，較易負向思考，或是對自己要求較高者、習慣壓抑情緒者，比其他個性的人更容易感受到壓力；獨居、與家庭朋友疏離者，罹患憂鬱症的風險也可能較高。

其他如久病憂鬱，或是有腦部與內分泌異常的相關疾病，都會增加罹患憂鬱症的風險；安眠鎮靜藥物濫用、酗酒等成癮行為，以及長時間的睡眠障礙（以失眠最常見），到後來也可能引發憂鬱症。

對大腦來說，基因與體質就像易燃的火苗，壓力事件與身體變化則是一陣助長火勢蔓延的風，危險的因子越多，就越可能引發一場憂鬱的熊熊烈火。但若能試著學習抒壓技巧、改變評價事情的方法，加強自己對壓力的管理與因應能力，就能減低發生的可能性；即使是天生易感性的體質，也能藉由增強對情緒變化的抵抗力，與壞心情和平共處。

解開憂鬱症的迷思

憂鬱症是一種需要長期抗戰的疾病，但很多病患及家屬對憂鬱症仍然存在似是而非的觀念，以下是常見迷思：

迷思1：憂鬱症不算是真正的疾病？

答案：錯，憂鬱症是一種腦部疾病。

很多人以為憂鬱症只是情緒較為沮喪、憂鬱，並不是真正的疾病，但醫學已經證實，憂鬱症是一種腦部的疾病。憂鬱症就像很多病症一樣，不治療的話就好不了，甚至拖越久越難治。程度輕微的憂鬱症只要調整生活方式、改善心理狀況，就能恢復健康，但較為嚴重的憂鬱症則須較長的時間、較多的耐心才能治癒。

迷思2：憂鬱症無法根治？

答案：錯，大部分的憂鬱病患是可以被治癒的。

「憂鬱症無法根治」是典型的錯誤觀念，只要配合治療，90%以上的病患都可以治癒。憂鬱症急性期時，需要藥物的幫忙讓病情穩定下來，等到兩週或一個月之後，憂鬱情況好轉，就必須思考如何恢復到正常的生活，可能需要三個月或半年的調適期。

當藥物治療一段時間後，醫師會根據患者狀況慢慢減藥，並且會根據病情需要，進行相關的心理輔導。除此之外，還有團體治療、家庭治療及壓力管理方式等課程，可以協助病患慢慢回到日常軌道。

迷思3：憂鬱症容易復發？

答案：對，憂鬱症若不根治，確實容易復發。

憂鬱症的治療一定要持續到醫師診斷評估治癒為止，不能任意中斷。若以為症狀好轉或害怕藥物的副作用就自行停藥，容易導致病情復發及惡化，症狀可能也會越來越嚴重。

迷思4：憂鬱症不一定要吃藥，也可以用非藥物方式治療？

答案：錯，僅靠非藥物的治療方式效果有限。

憂鬱症不吃藥、光靠非藥物的方法，如運動、改變飲食、作息調整、健康行為、放鬆與壓力管理技巧等，效果有限；必須配合醫師的藥物處方，才能達到痊癒以及避免復發的目標。

迷思5：吃藥會造成副作用，等憂鬱症狀好轉時就可以停藥？

答案：錯，自行停藥只會讓治療變得更困難、棘手。

門診中常出現一個讓醫護人員相當頭痛的情況，就是病人在服藥後，只要情況好轉或出現不舒服的反應，就擅自減藥、停藥，或是未如期回診。這些因素都會導致病況起起伏伏，甚至得面對嚴重的復發。

精神科藥物目的是維持腦功能平衡，因此需要一到兩週以上的時間，待血液中藥物濃度達到一定程度，才會發揮作用。治療憂鬱症的藥物不像消炎藥、止痛劑、抗焦慮劑等，能在短短幾個小時內讓病患感覺到藥效；同時，精神科藥物需要持續服藥才能達到長期控制的效果。

迷思6：憂鬱症病患只要多倒情緒垃圾，病情就能好轉？

答案：錯，專業治療才有助於擺脫憂鬱症。

雖然找親朋好友訴苦有助於心情的抒發與轉移注意力，長期下來卻可能是對病情沒有幫助的做法，甚至可能延誤治療。憂鬱症病患須透過專業精神醫療的評估、治療與引導，才能發現問題，促進自我察覺與調整不健康的生活方式，進而提升心理健康。然而若是透過親朋好友的口耳相傳或陪同就醫，增加成功轉介與持續醫療的機會，則可使患者得到較好的心理支持和實質幫助。

迷思7：在病患面前提到「憂鬱症」，會讓他們的病情更嚴重？

答案：錯，正視問題，才能解決問題。

避免在病患面前談到憂鬱症，只是逃避的心理作祟。許多病患因缺乏自我覺察或病識感，所以無法得知自己的心理健康已出現狀況。適當的做法是將憂鬱症視為可治癒的疾病，尋求醫療或心理專業協助，加上生活與行為的改變，才能擺脫憂鬱症的困擾。

迷思8：治療憂鬱症，必須保持長期抗戰的心理準備？

答案：對，患者和家屬請務必和醫師配合。

憂鬱症的診斷與治療屬於長期性，因為它不僅合併有身體與心理的兩方面症狀，也經常與其他疾病同時存在，所以在病程以及治療變化上，都會較單純的身體疾病來得時間長且複雜，中間也有變更診斷的可能性。

比如情感性疾患中的雙相型（亦稱躁鬱症），一開始的表現和憂鬱症相同（躁鬱中的鬱期），但只要一出現躁症的症狀，就代表病人並非單純抑鬱，而是會有鬱期與躁期交替發作，此時，醫師的用藥和治療方式就得跟著調整。

第二章

憂鬱來襲時，
該怎麼辦？

「心情溫度計」幫助你檢視情緒狀態

很多人身陷憂鬱風暴而不自覺，為了讓大家都能找出自己的情緒問題，我們花了超過十年的時間，發展出簡式健康量表，俗稱「心情溫度計」（The Five-item Brief Symptom Rating Scale, BSRS-5），幫助民眾學習自我觀照心理健康的變化。

只要藉由短短五個題目的評估，就可以檢測自己在最近一周以來，心情是否處於低落狀態，或是心理困擾程度為何，甚至有沒有自殺風險。

心情溫度計

每週自我檢測之簡式健康量表

請您仔細回想，在最近一星期（包括今天）中，下列這些問題使您感到困擾或苦惱的程度，然後圈選一個最能代表您感覺的答案。

	完全沒有	輕微	中等程度	嚴重	非常嚴重
1.睡眠困難，譬如難以入睡、易醒或早醒	0	1	2	3	4
2.感覺緊張不安	0	1	2	3	4
3.容易苦惱或動怒	0	1	2	3	4
4.感覺憂鬱、心情低落	0	1	2	3	4
5.覺得自己比不上別人	0	1	2	3	4
＊有自殺的念頭	0	1	2	3	4

得分與說明

前五題總分

0－5分：為一般正常範圍。

6－9分：輕度情緒困擾，建議找家人或朋友談談，抒發情緒。

10－14分：中度情緒困擾，建議尋求抒壓管道，或接受心理或精神醫療專業諮詢。

15分以上：重度情緒困擾，建議諮詢精神科醫師，接受進一步評估。

有自殺的念頭

本題為附加題，若前五題總分小於6分，但本題評分為2分以上（中等程度）時，宜考慮接受精神科專業諮詢。

有的人可能不易用分數評估該問題帶來的困擾程度，因此心情溫度計也發展出快篩版本，將原來的五個題目改為是非題，變成簡式健康檢核表（The Revised Five-item Brief Symptom Rating Scale, BSRS-5R）。

簡式健康檢核表適用於廣大的社區族群與臨床個案，能提供健康照護相關人員更快速簡便的篩檢，以便早期發現身心健康方面需要幫助的人，進而轉介到相關的醫療單位，進一步評估與診斷憂鬱症或其他精神疾病與自殺風險的可能性。

心情溫度計

快篩版本

請您仔細回想在最近一星期（包括今天）中，這些問題是否使您感到困擾或苦惱，然後圈選出您的答案。

	完全沒有	相當困擾
1.睡眠困難，譬如難以入睡、易醒或早醒	0	1
2.感覺緊張不安	0	1
3.容易苦惱或動怒	0	1
4.感覺憂鬱、心情低落	0	1
5.覺得自己比不上別人	0	1
＊有自殺的念頭	0	1

得分與說明

前五題總分

0－3分：為一般正常範圍，表示身心狀況適應良好或輕度困擾，建議尋求抒壓管道。

4－5分：中重度情緒困擾，建議接受心理專業或精神科醫師進一步的評估與診治。

有自殺的念頭

本題為附加題，若前五題總分小於3分，但本題評分為1分（具自殺風險）時，宜接受精神科專業諮詢。

定期測量自己的心情溫度，就如同定期的身體健康檢查般重要。建議大家，試著畫出屬於自己的「心情曲線」。每個人情緒的起伏狀態不同，有的人基準點較高，面露愁容就已經是心情不好；而有的人基準點較低，可能嚎啕大哭才是感覺悲傷，所以與自己比較才是最準確的。

如果發現心情長時間處於個人曲線的低點，也要懂得尋求協助，學生可以找學校輔導室老師，成人則可以找心理師諮詢或到精神科求診。

良好的醫病關係是治療的關鍵

憂鬱症通常需要長時間的治療，跟醫護人員的互動往來也較為密集，因此病患對醫師的信賴感尤為重要。相較於其他科別，對於精神科而言，良好的醫病關係在治療上具有舉足輕重的地位，因為精神科疾病不僅與生理相關、更牽涉到心理層面；雙方的互信度越高，醫師越能發覺病人的問題所在，並針對其困擾做處理。

近年來，醫療糾紛日漸增多，醫病關係趨近緊張，如何維繫良好的醫病關係更形重要；那麼，站在病患的立場，該如何和醫師建立良好的關係呢？以下提供一些建議給大家。

選擇適合自己的醫師，盡量固定給同一位醫師看診

在精神科，不乏有病人會四處求醫看診，成了「逛醫生（Doctor shopping）」一族，常見的原因有兩種：一是精神疾患的症狀為多樣性，病人因病情影響，求速效；也可能病人有藥物成癮傾向，藉此蒐集大量使用所需的藥物；另一種則是病人的問題始終沒被發現，或是一直沒得到有效的處理。

問題得不到解決，可能是病人未全盤告知自己的困擾，醫師也只能「頭痛醫頭、腳痛醫腳」的症狀治療，治標不治本。有不少人在就醫時無法好好說出自己的困擾，也許是怯於發問，也許是彼此的信任度不夠。找一位能讓你感到安心的醫師，盡量固定給這位醫師看診，進行順暢的溝通，遠比不斷更換醫師來得好。

至於要怎麼選擇醫師才好呢？現在資訊發達，不妨向曾經就診過的病患、或是護理人員打聽，大家口耳相傳的好醫師；也不必執著於

非名醫不可的想法，其實社區內就有許多醫師可供民眾選擇。

對醫師應有合理的期待，尊重醫師的專業

病人前往就醫的目的，主要是為了解決身體不適與情緒困擾的症狀，因此往往對醫護人員抱持著很高的期待，認為看了醫生、吃了藥，症狀就一定可以得到立即的改善。但很多時候，醫師的處置或是回應，當下可能不在病人的期待之中，病人往往會覺得求診是無用的、得不到幫助的。但大家必須認知到一件事，許多疾病需要完整的治療計畫，以及長時間的治療過程，需要病人的耐心配合，才能發揮最大效果。

對醫師來說，遵守醫療倫理來盡力照顧病人，是職責所在，若一味迎合病人期待去開藥、做處置，反而是一種變質的、扭曲的醫病關係。若病患抱持正確的就醫態度、懂得尊重醫護人員的專業，醫師也會願意花更多時間了解病人，幫助他解決問題，如此一來，雙方才能有既合理又互信的溝通。

善用記錄，在看診前列出疑問與溝通事項

學會如何與醫師溝通也是醫病關係中很重要的一環。鼓勵大家可以養成記錄的習慣，以條列式或習慣的方式，將自己的症狀及內心的困擾寫下來，在就診時向醫師提出。病患對症狀或服藥後的反應描述越清楚，醫師就越能作出精準的判斷。

很多病患一看到醫師，常常忘記原本要對醫師說的話；或是出了診間，才回想起要問醫師的問題。所以，不僅是平時的症狀，想到任何疑問時都可以記錄下來。對於記憶力不佳的老年人，家人可以協助幫忙記錄。

曾經有一項研究顯示，醫師與病患之間的信任關係越好，病患痊癒的速度越快。在精神科，病患對醫師的信任及傾吐，常常成為救命的關鍵；因為許多身受憂鬱疾病所苦的病患，也是高自殺風險的危險族群，當他們願意透露自我傷害的想法，就是為自己多掙得一絲獲救的機會。

醫病也要醫心

病人對疾病如果沒有正確的觀念，有時很難達到理想的治療效果，所以醫師在看診時，必須考量每個患者的個性和狀況，適時地加以教育、溝通。「醫病也要醫心」，這是每位精神科醫師應該抱持的使命；此外，精神治療必須「五心」：關心、愛心、信心、耐心與恆心。

醫師要時時「關心」病患的情緒變化，並且抱持「愛心」，同理病患因憂鬱症狀出現的行為；家人要「狠心」帶病患去精神科接受治療，面對問題，並對醫師有「信心」；而病患本身對於藥物與治療的效果，以「耐心」等待；最後，要有「恆心」持續長期治療。

醫護人員、病人、家屬之間的配合缺一不可；而精神醫療團隊中的其他專業角色如護理師、社工師、職能治療師、心理師等人的協助，也是讓病人朝復元之路邁進的助力。

✿全人照護

醫療是一種團隊服務的模式，並非由醫師一人單打獨鬥。無論哪個科別、醫院規模大小，即使是社區診所，都可以發現醫療團隊是跨領域專業組合而成。以精神醫療服務來說，多數精神科是結合醫師、護理師、社工師、職能治療師、心理師、志工等人員，共同提供以病人為中心的照護服務。

此外，為了達到全面又完善的照護目標，各科之間也常會有轉介及會診的狀況。因此，完整的精神治療常會橫跨各科別、各領域的人員共同合作，例如病患需要進行縮胃手術的評估時，需要由精神科團隊照會外科共同照護。

一般民眾可能會認為，在門診為病患進行診療的醫師才是主要的診治及幫助者，但在精神科，不僅是醫師，每一位醫護人員都接受過相關的專業訓練，知道如何有技巧的與病患溝通、給予病患心理支持，並且教導他們面對疾病所需的心理衛生知識。因此，即便醫師在有限的門診時間內，必須面對數十位、甚至上百位病患，仍然可以依照病患的類型、病情的需求，作出有效的溝通與判斷；比如初次看診的病患，和長期追蹤、病情穩定的病患，所需要花費的診療時間就不相同。

當精神科醫師作出診斷、開了藥，就會視病患的狀況與需求，協同其他跨領域專業人員共同擬定治療計畫。例如：受壓力或情緒所苦的病患，護理師經過評估後，透過抒壓指導、轉移注意力的方法來協助；因憂鬱或飲食症狀影響生活功能的患者，由營養師或護理師協助，以營養調整、作息規劃等方式，幫助他們建立健康的生活形態；有生活、就業或職能復健需求者，由職能治療師提供相關專業建議；有家庭議題、人際相處等問題，也可以請社工師評估。

精神科醫師就像是醫療團隊的領導者，而團隊是醫師背後強大的後盾。面對每一位病患牽涉到的不同專業層面，醫師請求不同人員提供專業的建議與支持，作出醫療上的整合，如此一來才能達到身心整合的全人照護。

在國外，精神醫療有更多的服務模式，像是護理師、社工師也能自行開業看診，進行諮詢，類似國內可開業的心理師門診服務。國內目前已有不少精神科醫師與心理師開業，提供精神心理衛生相關服務，民眾可以善加利用，但切忌到處尋求專業建議，卻忽略配合醫療指示的重要性。

憂鬱症一定要吃藥嗎？

對於精神科所使用的藥物，民眾常有不少先入為主的偏見或排斥感，病友之間也會口耳相傳一些謬誤，例如：吃了容易上癮、發胖，頭腦昏沉、影響性功能等，乍聽之下令人心驚，但其實經由醫師考量與評估、並定期回診追蹤，不僅可以大幅減低副作用發生的機率及不適程度，也能更有效地控制病情。

關於精神科常見藥物（如抗憂鬱劑、抗精神病藥、抗焦慮劑及鎮靜安眠藥物等）的用藥觀念，以下幾點提供給大家參考：

一、藥物需一段時間發揮效用

精神科藥物的作用時間，都需要一段時期，病人真正開始感受到效果，至少都需要約四到六週的時間。但許多人可能在服藥幾天後或前一、兩週，因症狀沒有改善，或副作用不適而停止服藥。這樣的方式不僅達不到效用，有時還會造成反效果，造成病情不穩定。

如果病人在服藥前幾天就有非常不舒服的感覺，建議可以及時回診或聯絡醫師，視需要調整劑量或用藥，切勿貿然停藥或減少劑量。

二、固定服藥時間

精神科藥物的作用大都是調整腦內物質的血中濃度，因此建議病人在固定的時間服藥。當你服藥的時間混亂，藥物的血中濃度也會不穩定，藥效很難發揮最佳作用。若服藥後因副作用對生活造成影響，切忌自行停藥或增減劑量，應盡快與醫師討論後，調整至最適合個人的服藥時間與方式。

三、注意藥物副作用，定期返診與醫師討論

有些病人在憂鬱的情緒下，對於藥物本來就較為敏感，因此

服藥時也容易抱怨副作用造成的不適。醫師在面對病人的抱怨時，會先評估副作用的狀況與程度，不會貿然改換藥物；因為頻繁更換藥物，反而容易造成病人「減敏」反應，遇到最後沒有藥物可用的窘境。

以現在新的科技、精神醫療的發展來看，用藥選擇其實很多，並不像以往有很大的副作用，但最重要的仍需依靠病人與醫師的良好配合，才能有最好的用藥選擇。

四、避免藥物濫用，以及與其他物質混用

臺灣民眾的藥物濫用，特別是安眠藥成癮，一直是個嚴重的問題，在醫院的雲端藥歷制度實施下，可以避免病人四處求醫囤積藥物，進而濫用藥物；當病人因不可抗力的因素，必須轉換醫院及醫師時，也可以申請原醫院的病歷摘要，讓新的醫師了解先前的用藥與狀況。

此外，避免藥物和藥物之間的交互作用，或是藥物與酒精、毒品

等其他物質的混用，也是很重要的。

正確了解精神科藥物的特性與使用方式，與醫師維持良好而順暢的溝通，是有效用藥的不二法門。

面對憂鬱症患者，請別急著說「加油」！

憂鬱症變化莫測，患者的反常行為及負面想法，常令親友們不知如何是好。面對整天說：「活著好累」的憂鬱症患者，很多人擔心自己的一句話或一個舉動，會不小心踩到地雷，引爆對方的負面情緒。處處小心翼翼的結果，最後可能家屬也被憂鬱風暴給擊垮了！

憂鬱症病患的心情就像電池沒電一樣，經常感覺情緒低落或是整天無精打采，親友們必須體諒這是因為生病造成的身心狀態失衡。因此，切忌告訴病患：「你要加油！」、「你要堅強一點」、「看開一點啦！」、「不要一直想著不好的事嘛！」尤其是重鬱症病患，往往難以在沒有藥物輔助下改變負面想法，上述說法很可能會增加患者的負擔，增加其無助感或罪惡感。

對於憂鬱症病患，家人盡可能不給予批判，只要不是自殺或自我傷害的想法或計畫，都可試著去接納，態度中立地傾聽他們的想法。當病患出現較偏頗的想法時，也不要直接否定，或情緒化地說：「你怎麼會這麼想呢？」、「你怎麼會想自殺呢？」，而是在陪伴之下，幫助他們發現問題、覺察自我、勇於尋求專業協助。

藉由精神科醫師一段時間的診治，可以逐漸幫助病患脫離負面思考。但醫師不只要教育病人，也要教育與病人共同生活的家屬，因為家屬的心態會影響病人的治療。當病人因憂鬱症狀變得活動力差、心情低落，或是已經開始治療後，有些家人可能無法理解病人為何不見起色，或錯誤地期待會趕快好轉，此時宜與醫師密切配合，耐心等待藥物與支持的力量發揮作用。當病患開始以精神科的藥物治療，出現頭腦昏沉、胃部不適或其他副作用時，家人也應避免勸說：「吃那個藥沒效，不要再吃了！」、「精神科的藥不要吃！」，以免他們貿然停藥而導致病情惡化。

不可否認地，憂鬱症病患會造成家人極大的壓力，他們會因為憂鬱症狀出現一些行為，比如失憶、說話反反覆覆、無緣無故發怒罵人，甚至產生自殺的想法，影響家中的氣氛。照顧憂鬱症患者並不輕鬆，情緒會感染、壓力會傳染，到後來連家人都罹患憂鬱症的例子也時有所聞。如果家人能夠給予良好的情緒支持，配合醫療團隊的指示給予正確的治療方向，對憂鬱症患者的康復之路會有很大的助益。

此外，家屬本身也需要適度尋求抒壓的管道，經由同為憂鬱症病患的家屬彼此交流，分享照顧心得與資訊，也是一個很好的支持管道與壓力抒解方式。

第三章

當憂鬱症找上門

憂鬱的前奏曲
——適應障礙

憂鬱程度 ☹

「阿惠，廚房怎麼有燒焦味？妳在幹什麼？」

婆婆詢問的聲音從客廳傳來，驚得阿惠立刻從恍惚中回過神來，轉頭一看，瓦斯爐上燉著的滷肉已經有些燒焦了，她趕緊關掉爐火。

「媽，沒事啦！火開太大了。」

阿惠連忙出聲解釋，否則等會婆婆又要忍不住跑進廚房來好好「指導」她一番。

最近這三、四個月，阿惠總是心不在焉，常常不由自主地恍神，連很多簡單的小事都做不好，像是把菜煮燒焦、打破碗盤、倒水溢出杯子、忘東忘西之類的。剛開始，她以為是自己剛回歸家庭主婦的生活，面對太多家事，一時之間難免手忙腳亂。但每次婆婆看到，都會出言碎唸她幾句，接著話題就轉向自己當初怎樣一個人把老公和兩個女兒帶大，從不讓在外地經商的公公擔心，常常一講就是幾十分鐘，讓她坐立難安。

將燒焦的鍋子洗乾淨、收拾殘局之後，阿惠拿起包包，告訴婆婆要上市場買菜，接著就快步走出家門。一離開家中，她頓時感覺輕鬆許多，胸口憋著的那口氣瞬間消失，緊皺的眉頭也不自覺地放鬆了。

今年四十歲的阿惠，跟老公結婚將近五年的時間，夫妻之間感情和睦。結婚三年後她懷孕了，由於老公是獨子，公公也已經過世，家中人丁單薄，所以婆婆十分高興。

但是，阿惠是廣告公司的小主管，工作時間很長、工作壓力也不小，有一次為了趕給客戶的提案，連續加班好幾天，體力不堪負荷，結果胎兒也流掉了。流產之後，婆婆開始催促盡快做人，而阿惠已經是高齡產婦，又曾經流產過，醫師表示受孕有一定的難度。

老公提出要阿惠辭職的請求，專心在家調養身體，她答應了！抱孫心切的婆婆則要求搬來與他們同住，就近照顧。誰知道，這不但使阿惠的生活全盤改變，也讓她變得很不快樂。

婆婆搬來了之後，常常對阿惠打理家務的方式提出意見，希望她按照自己的方式去做。而且，婆婆總是有意無意地抱怨阿惠，說她的家事做得零零落落；最令阿惠感到委屈的是，不管人前人後，婆婆總是埋怨她生不出小孩，恐怕會令他們家族絕後，甚至揚言要先生到外面找小三生個兒子回來。

阿惠有口難言，常常暗自垂淚，有時早上起來就莫名地想哭，感覺壓力比上班還大了好幾倍。她曾經跑回娘家向媽媽訴苦，可是媽媽只會勸她：「當媳婦、當妻子就是善盡自己的本分，生小孩的事盡量放輕鬆。」她也曾試著跟老公反應，婆婆不友善的態度與犀利的言詞有時令她難以忍受，起初老公還會安慰她，只要多順著婆婆就沒事了，但次數一多，漸漸地也有些不悅，認為她不應該與自己的媽媽唱反調。

在職場上，阿惠一直是個工作認真、做什麼事都力求完美的人，也鮮少遭到同事的抱怨。然而面對婆婆的不斷批評，不禁自問：「我是否不是一個好妻子、好媳婦？」明明自己在工作上得心應手、備受肯定，怎麼連簡單的家務都無法勝任？平常再難搞的客戶都能被她說服，現在卻連自己的婆婆都搞不定？阿惠對自己完全失去了自信，認為是自己能力不足，才會讓婆婆感到不滿；自責的情緒漸漸充塞內心，讓她變得越來越不快樂。

這天她買完菜一回到家，推開門就聽到婆婆與親戚講電話的聲音，「她都四十歲了，我看生小孩是沒望了，當初就叫我兒子不要娶一個年紀比他大的，現在可好了……」

阿惠把自己關進了房間，眼淚也不爭氣地落下。此時，手機響起，原來是許久沒聯絡的大學好友來電。對於婆媳之間的問題，阿惠向來羞於與朋友提起，生怕大家嘲笑她這個職場女強人，怎麼連婆婆也怕？但這一次，她接起電話就忍不住哽咽，一股腦地向好友傾訴滿腹的委屈。

好友聽完後，覺得阿惠給自己的壓力太大了，情緒上已無法負荷，提議陪她去看精神科醫師。兩人到醫院就診後，醫師說阿惠的狀況是從工作回歸家庭而產生的適應障礙，提供她一些抒解壓力的建議，並且鼓勵她下次帶老公一起就診，希望能幫助兩人改善夫妻溝通的問題。

壓力警報：適應障礙

阿惠是一名適應障礙症的病患，它和憂鬱症只有一線之隔，如果沒有好好處理的話，後續可能演變為憂鬱症。在討論阿惠的狀況之前，我們不妨先來聊聊，什麼是適應障礙？

適應障礙，又稱為適應障礙症（Adjustment Disorders），是指病患對於壓力極度無法調適，因而產生情緒或行為上的不恰當反應；當壓力來源消失之後，病患的情緒與行為症狀也會漸漸好轉。不過，絕大多數的壓力源常是很難被改變的，例如工作壓力或是婆媳問題。雖然在壓力源持續存在的狀態下，一部分人的症狀可能好轉，但更積極的做法是，求助於專業的精神醫療，並且學習處理壓力。很多適應障礙的患者，未能及時就醫，後來演變為重鬱症、焦慮症等更大的心理健康問題。

在精神醫學的門診中，適應障礙症是常見的疾患，它與憂鬱症和自殺風險息息相關，許多憂鬱症病患，剛開始幾乎都會經過一段適應障礙的時期。

憂鬱症與適應障礙的主要差別，在於憂鬱症的症狀程度更嚴重、對生活的干擾也更明顯。如果我們試著畫一個心情曲線，就能明白兩者之間的差別：取中間為基準線，愉悅的情緒往上升、憂鬱的情緒下降。憂鬱症患者的心情曲線，幾乎都處於基準線以下的低點，沒有起伏，或者偶爾有一點起色、沒有回到基準線又掉下去；而適應障礙的患者，心情曲線還是會有情緒的起伏，並非一直處於低潮。

適應障礙症的診斷，有以下幾點：

1、壓力源可能是單一也可能是多重的，通常在事件發生的三個月內，開始出現症狀。

2、病人明顯感覺到痛苦，且超乎一般人遭遇相同狀況時的預期反應。

3、對病人的生活或社會功能，如：學業、工作、家務，造成一定程度的損害。

4、情緒方面的症狀，如：心情憂鬱、哭泣、感到絕望、神經質、焦慮、過度擔憂、煩躁、易怒、注意力不集中、害怕與依附對象分離（兒童）等；以及因情緒而產生的身體症狀，如失眠、心悸、胸口緊縮、食慾不振等，或是其他身體部位的不適。行為方面的症狀，如：曠課逃學、打架、行為乖張、個性退縮、學業或工作表現失常等。

5、在壓力源消失後，或是壓力源仍舊存在的情況下，症狀沒有持續超過六個月。

案例中的阿惠，由職場回歸家庭，身分上面臨了重大轉變；而婆婆對其能力的否定，對照她以往在工作的表現，則是一種成就感的失去。加上阿惠的性格較完美主義，十分在意他人對自己的看法，對婆婆的各種評論都會反覆思量，久而久之就越來越不快樂。

雖然一開始，阿惠曾試圖尋求家人的協助，向娘家和先生反映婆媳之間相處的困難，可惜他們都沒有發現阿惠適應不良的情況。她在家庭的角色和功能遭受質疑，也不被婆婆與先生肯定，導致失去了自尊和自我認同，不僅變得自卑，也畏於將自己的困擾告訴朋友，最終導致嚴重的適應障礙出現。

到後來阿惠產生了病態的自責，不論遇到什麼狀況，都採用負面思考，覺得都是自己的錯，把小問題放大，這其實已經是憂鬱症的其中一個症狀，所以不難想像，假設阿惠的狀況繼續惡化，就會演變成憂鬱症。

治療適應障礙不一定會使用藥物，如果病患有合併憂鬱情緒，或是症狀達到憂鬱症的診斷程度，就會使用抗憂鬱劑；狀況輕微的適應障礙，通常會鼓勵病患學習抒壓技巧與轉移注意力，以達到放鬆心情、舒緩壓力的目的。

從年齡層來看適應障礙症

適應障礙症可能發生在人生中的各個階段，若以年齡做為區分點的話，主要分為四個階段。

一、青少年時期的適應障礙症

青少年時期橫跨十二歲到二十四歲，最常見的適應障礙來自於課業的壓力、同儕的壓力，以及校園霸凌的問題；也有部分源自於家庭的變動，或是家庭的教養方式與教養態度。

同儕之間，除了霸凌的問題之外，也可能出現自我傷害的效仿，例如看朋友撞牆、拿美工刀割自己，有些青少年會覺得有趣而模仿，或是感到恐懼、害怕，產生一些心理的負面效應。而師長的嚴格管教或者不合理對待，亦可能是原因之一，例如體罰的問題，現在雖較少見，但仍可能存在。此外，適應障礙症也造成了一部分網路成癮的問題，當青少年無法適應真實世界時，會轉而沉浸於虛擬的網路世界。

二、成年早期的適應障礙症

成年早期為二十五歲到四十四歲，這時期的適應障礙主要來自於職場適應不良、家庭所產生的壓力。此階段的成人，處於事業發展、尋找未來伴侶的關鍵時刻，因此壓力集中在這兩方面；而某些人在工作及成家立業的規劃上，面臨來自父母親的期待，也是壓力來源之一。

三、成年中晚期的適應障礙症

成年中晚期指的是四十五歲到六十四歲，這階段最主要的壓力來自於家庭、工作與經濟情況。俗稱「三明治世代」的中晚期成年人，必須承擔養育子女及照顧父母親的責任，往往背負不小的經濟壓力，在維繫家庭關係上也需花費較多的時間。他們在工作方面已經過了事業衝刺期，來到穩定中求成長的時期，不過也可能面臨中年失業的危機。

四、老年期的適應障礙症

老年期是指六十五歲以上，最大壓力就是來自健康的危害，其他如來自兒女的壓力、以及自我調適的壓力，也占了一定程度的比例。這個年齡層的人紛紛從工作崗位上退休，面臨了生活環境改變，以及子女不在身邊的空巢期，必須努力調適。

以年齡來看適應障礙症，只是概略的說法，臨床上還有許多個案的狀況越來越常見，也是值得注意的。其一就是夫妻相處及外遇的問題，對夫妻雙方往往造成很大的壓力；另一個就是性別認同、性別平權的問題，同性戀者尋求家庭的認同、自身的認同，或是如何面對來自社會的壓力等等。

與壓力共處的覺察力

適應障礙症很可能演變為憂鬱症，也可能使人產生自殺的意念與企圖，所以面對壓力來源時，是否有良好的抗壓力，是預防適應障礙症的關鍵。受到性格的影響，每個人的抗壓力都不一樣，面對壓力所採取的方式也不同。若自覺抗壓性很差，其實也不必緊張，透過學習抒壓技巧，和尋求心理支持的管道，可以幫助我們面對壓力。「自我覺察」、「自我控制」、「自我復元」這三個階段是醫學界、護理界時常教導病人的一種「自我醫療」方法。

自我覺察，是指面對壓力事件時，察覺自己的狀況，是否足以承受目前的壓力、是否產生負面情緒？自我控制，就是當負面情緒出現時，告訴自己必須轉移注意力，重塑理性思考，不要繼續耽溺在負面的壓力與情緒之中。而自我復元，就是去做一些能夠放鬆身心、抒解壓力、轉移注意力的活動，幫助自己從不愉快的情緒狀態中復元。

培養正向情緒

面對壓力最簡單可以調適的方法，就是培養正向情緒、正向思考的能力，藉由正向經驗、正向特質、創造正向環境，使我們在遭遇挫折或挑戰時，能有積極的心靈能量去面對。

以下列舉幾種有助於培養正向情緒的方式：

- **細細品味生活**：在忙碌之餘，固定抽出一段時間做自己喜歡的事，例如：營造一個舒適的環境，喝一杯茶、讀一本喜歡的書，為生活增添一些美好的樂趣，也為自己帶來愉悅的心情。
- **關照自己的情緒**：每天花一小段時間，與自我進行對話，檢視今天有什麼想法，或是情緒的波動，以及需要為自己打打氣的地方。
- **專注在當下**：培養專注力，能夠增加腦細胞的運作，改善記憶力，也能摒除過多不必要的焦慮與負面情緒。
- **接受事實**：對於周遭的一些負面想法，例如旁人的批評與情緒，嘗試用單純的、不帶任何情緒的心去接納它。
- **經常運動**：培養運動的習慣可以讓身體更健康，也可以使自己充滿活力。

- **抱持幸福感**：從生活中尋找小確幸，讓自己保有希望感。要知道，即使在最困頓的環境也能發現幸福的蹤影。
- **換個角度思考**：對於生活中的難題，試著從另一種角度或他人的立場去換位思考，可以帶來一些新的想法。
- **靜坐**：覺得需要放鬆時，不妨給自己一段獨處時間靜坐，或是從事其他能感到放鬆的活動。

老少世代三明治
——中年危機與恐慌症

憂鬱程度 ◎

偌大的客廳中，一陣靜默，空氣彷彿也停滯了下來。

老張環顧左右，只見母親與太太都是一副怒氣沖天的樣子，他雖然百般無奈，卻也不想出言緩頰。

「媽，妳也講道理一點好不好……」終究還是急性子的太太按捺不住，先開口了。只是話未說完，老母親就開始對著他哭訴起來。

「兒子啊，你娶的是什麼老婆？連你媽要出國玩，都還要經過她同意！也不看看她自己平常有多浪費，花一堆錢買包包、衣服，是要幹嘛？」

「媽，妳不懂啦！名牌包會增值好不好！而且暑假已經決定要讓小孩子參加遊學團了，哪有錢讓妳去歐洲啊？十幾萬耶！妳去台南、高雄玩一玩就好了。」

太太連珠炮般強硬的發言，讓老張心中忍不住燃起一股怒火。他站起身，冷冷撂下一句：「不要再說了！就讓媽去，錢我會出。」說完便走進房間。

果不其然，太太快步跟了進來，擺明不贊同他的決定，又開始疲勞轟炸。

「孩子才唸高中，花那麼多錢去遊學幹什麼？我媽辛苦養我、栽培我長大，連出個國都要看妳臉色是怎麼樣？」

老張的全身緊繃、胸口覺得悶，但他知道再不閃人，接下來太太肯定又要和他吵個沒完沒了，於是抓了手機就往廁所躲。

「唉！今天我太太跟我媽又為了錢的事情吵架，我覺得好煩，頭很痛，胸口也好悶。」他點開LINE，傳了一則訊息給名為「玲玲」的使用者。

沒多久，「玲玲」就回覆了：「寶貝好可憐喔，我惜惜！」還附加兩張擁抱與親吻的貼圖。

玲玲是老張在交友軟體認識的「女朋友」。

從半年前開始，他因為失眠睡不著、又不時與太太爭吵，常感到心情沮喪、提不起勁來。他覺得可能是自己年紀大了，失去生活的熱情與動力，於是開始學習用手機上網、玩交友軟體，沒多久就和玲玲熟識起來。玲玲個性體貼又溫柔，老張最近有什麼煩惱，第一時間就是找她說話，包括這陣子工作經常出錯，或是左支右絀的財務狀況，都一一向她傾訴。

身為公務人員，老張雖然收入穩定又擁有鐵飯碗，但賺不了大錢，偏偏太太極度重視生活品質，不僅慫恿他買了間近四十坪的房子，食衣住行和孩子的教育，也都想要最好的。五十五歲的他身上還背負著幾百萬的房貸，加上孩子上國中後，各種補習支出增加，經濟壓力也越加沉重。

他算了算小孩參加遊學團的費用，加上母親遊歐洲的旅費，評估著向銀行借款的可能。突然之間，一股暈眩感湧上來，他覺得脖子被人掐緊似的，吸不到空氣，心臟也越跳越快，不由得雙手抱緊身體，整個人蜷縮在地上顫抖……

不知道過了多久，他才從彷彿溺水般的恐懼中清醒過來，流了一身冷汗。這已經不是第一次發生了，老張害怕地想著，難道是心臟有什麼問題嗎？每次發作時他都以為自己會死掉，可是慢慢之後又感覺沒什麼事。或許，該找時間去做個健康檢查了。

幾天之後，老張到銀行辦理信用貸款，在服務櫃台前填寫表格時，呼吸困難、心跳加快的狀況又發生了，有熱心民眾叫了輛救護車，將他送到大醫院。進一步住院做檢查後，內科醫師請來精神科醫師會診，告訴老張，他是恐慌症發作，而且有憂鬱症的情形，決定將他轉診到精神科治療。

老張與精神科醫師詳談了自己目前遭遇的種種問題，包括對經濟狀況的擔憂、與太太之間的溝通，甚至生命熱情不再的恐懼等等。醫師則跟他分享了有關中年危機的心理知識、面對壓力的因應之道，也請護理人員教導他如何藉由呼吸和放鬆肌肉的運動抒壓。

透過藥物的控制及運動，老張恐慌症發作的次數已減少了很多，失眠狀況也得到改善。

無預警發作的恐慌症

恐慌症（panic disorder）為焦慮症的一種，由於焦慮及憂鬱情緒的刺激，導致交感神經過於活躍，產生如心跳加快、呼吸困難等症狀。因為發作突然、且沒有任何警訊，恐慌症病人起初常會懷疑是心臟方面的疾病，也容易遭到誤診。

要確診恐慌症，必須先排除相關的身體疾病。關於恐慌症，從發作的時間、症狀、原因與族群等方面，可以歸納出以下幾個特點：

一、無法預期發作時間、地點

恐慌症的發生往往是突然性的、無法預期的，也沒有任何事前的警訊，因此，病人很可能在任何時間、任何地點發作。即使是睡眠中，或身處熟悉的家中，都會面臨恐慌症狀的攻擊。許多病人可能因此恐懼待在曾經發作過的地點、或處於相同狀態；或是害怕一個人獨處、一個人出門，以免發作時無人可以求助。

也有病患在兩次發作之間，會產生嚴重的預期性焦慮，或是當病患處於容易焦慮、感到壓力的狀態時，也可能引發恐慌症狀。

二、猛烈來襲的發作症狀

恐慌發作時，病人會突然間出現胸悶、心悸、心跳加快、呼吸困難、頭暈、噁心、冒汗、發冷或潮紅、手腳麻木、喪失現實感與自我感等症狀，病人因此感到極度焦慮，害怕自己失去控制，或害怕死神降臨。

恐慌症的症狀並非逐一慢慢出現，而是許多症狀一起發生，在突然發作後的十分鐘內，症狀達到最高峰，大約半小時至一小時才會逐漸緩和下來。

三、腦內血清素失衡是主因

根據目前的研究顯示，恐慌症的發生與大腦血清素的失衡有很大關係，而體質、遺傳、重大壓力事件，以及腦內神經物質失調等，皆會對血清素分泌造成影響。所以壓力過大、有家族遺傳或是自律神經敏感的人，都有可能引起恐慌症發作。

而恐慌症的病患往往伴隨著憂鬱、焦慮；有高達九成的恐慌症病患，同時罹患其他的精神疾病。

四、女性高於男性、好發於成年早期

恐慌症可能發生於任何年齡，但好發於成年早期，平均的發病年齡為二十五歲。女性的發生率是男性的兩倍之多。若坐視恐慌症一再發生而不治療，也會使得症狀越來越嚴重。

不過，有些經歷過恐慌發作的人，可能一生中僅發生過一次就不再出現。所以，「恐慌症」的診斷必須符合下列四個要件：

1、超過一次以上無預期的恐慌發作。

2、持續擔心下一次可能的發病。

3、持續擔心該次恐慌發作帶來的傷害。

4、因為恐慌發作而明顯影響生活、改變生活習慣。

失落的中年

受到憂鬱症與恐慌症所苦的老張，在家庭、婚姻與經濟上所遭遇的困境，恰巧是此時期男性最常發生的「中年危機」。

中年期是人一生中重要的轉折期，此時生理機能開始走下坡，心理機能則趨於穩定，在家庭、婚姻與工作方面，也會遭遇與壯年期截然不同的挑戰。

從中年期開始，生理機能的老化將逐漸顯著，臉上出現皺紋、斑點，頭髮稀疏變白，視力、聽力等感官開始衰退，體能及認知能力也不如以往。另一方面，更年期的來臨使得荷爾蒙發生變化，不僅會有身體症狀，連帶容易影響情緒及精神狀態。其他如睡眠減少，糖尿病、高血壓、心血管疾病等慢性疾病的機率增加，都是需要注意的問題。

不同於青年期對任何事物都充滿熱情、好奇，中年期的人在思考上趨於保守、實際，也會開始審視自己的人生，比較年輕時的理想與現實生活的差距。

工作成就與社經地位的高低，在中年期的影響力達到最高；但工作所帶來的壓力、競爭與挫折，或是長年工作產生的倦怠感，對身心的影響力一樣巨大。

中年失業、特別是非自願失業，對中年族群來說，是一個極為嚴重的打擊，往往衍生出各種家庭、經濟問題。研究顯示，中年期的失業率每增加1%，自殺死亡率便增加4.9%；失業族群或是低社經地位者，經常也是酒精成癮、藥物濫用與憂鬱症的高危險群。

倘若成就及社經地位不如預期或不盡理想，往往容易產生失落、自卑的情緒，也可能變得退縮、無法調適，而耽溺於挫敗感之中。再加上，隨著年歲增長，周遭親友免不了有生病或是去世的情況，也會讓人對「死亡」的危機感越來越深，對未來感到絕望、迷惘，進而出現憂鬱等症狀。有不少人就拿酒精或藥物做為安慰劑使用，或是依賴成癮。

三明治世代的家庭關係

中年期的人們經常被稱為「三明治世代」，他們不僅得努力經營婚姻與工作，同時肩負照顧上一代、以及教養下一代的重責大任，壓力相當沉重。而家庭關係是否和諧，對中年期的心理健康也有著舉足輕重的影響。

夫妻間的感情疏離、溝通不良，或是其中一方渴望出走而發生外遇，都是中年期經常出現的婚姻問題。由於此時子女多半處於青春期，在思想和言行上，也十分容易產生代溝和衝突。

此外，父母的老邁及健康照護問題，如果沒有適當的資源支援，很可能使得中年子女感到分身乏術、身心俱疲。而「養兒方知父母恩」，面對父母親去世，「子欲養而親不待」，也常會引發憂鬱症或其他心理問題。

中年危機

老張正值各方面壓力接踵而來的中年時期，又面臨夫妻關係、經濟狀況與工作上的多種困擾，出現不少憂鬱症的症狀：如失眠、心情沮喪、工作表現受到影響；太太與媽媽間的爭執，或是他與太太間的溝通問題，也帶來焦慮。於是，在長期的憂鬱與焦慮情緒干擾下，引起了恐慌症的發生。

經由護理人員的教導之後，老張透過呼吸與放鬆肌肉的訓練，搭配藥物的協助，已能大大減少恐慌發作的頻率及次數；此外，他也學著不過度回應太太的言語，以穩定自己的情緒為優先，避免焦慮的發生。

其實，無論身處哪個世代，都有必須面對的問題與處境，如何以正向態度調適壓力，學習透過溝通來經營良好的家庭關係，以及找到工作價值與人生目標，也是此時期的心理健康重點。

面對中年期種種不滿現狀、意志消沉、恐懼不安，甚至憤怒的負面情緒，我鼓勵大家抱持著「平淡就是福」的心態，滿足於自己現在所擁有的，並且追求內在的能量。當身心維持和諧，反而有助於行動力與生命熱情的提升。

雖然醫療無法解決家庭關係或是經濟難題，但可以幫助老張在個人的心理健康上做最大程度的改善，讓陷入中年危機的他，有更多的動力去面對迎面而來的挑戰。

從行為與藥物治療恐慌症

目前對於恐慌症的治療，通常採取藥物治療和認知行為治療兩種方式。

一、藥物治療：

最常使用的藥物為「選擇性血清激素回收抑制劑（SSRI）」，具有抗憂鬱、調節大腦血清素的效果；不過SSRI類的藥物因作用較慢，至少需兩週以上才能發揮明顯效用，所以有些醫師會短暫給予抗焦慮劑，先緩解病人的症狀。

二、行為治療：

主要在教導病人如何處理可能誘發其焦慮的行為，以及舒緩壓力的腹式呼吸法和肌肉放鬆技巧；同時，病人也應該維持規律的生活作息，避免抽菸、喝酒，或飲用含咖啡因的飲料，如咖啡、茶等。

恐慌症雖然是一種慢性疾病，不過經由藥物與認知行為方面的治療，可以有效降低發作的頻率，也有一半以上的病人能恢復到不影響生活的程度，越早治療的預後情況越佳。但仍要小心因恐慌症引起的憂鬱情緒，或併發憂鬱症，嚴重時也可能增加自殺的風險。

有許多身心方面的疾病，如焦慮症、強迫症等，都是病人受到某些社會心理因素的干擾，進而引發心理疾病而不自知，像外在環境變動、工作挫折、感情困擾或是經濟問題等，都是常見的危險因子。我們無法預測自己何時會經歷重大的事件及變動，唯有透過調整、學習，來增強面對壓力與變化的能力。

都是孤單寂寞惹的禍

——失眠與安眠藥成癮

憂鬱程度 ☹

為失眠所苦的獨居女子

「媽媽、媽媽……」

看見女兒揮動雙手，想從前夫身上掙扎地逃開，口中不斷哭喊著要找媽媽的樣子，小娟的心又抽痛了。她向前奔跑，想抱住漸漸遠去的女兒，伸出手，才驚覺撲了個空……

原來是夢。

小娟張開眼睛，發現臉上早已沾滿了淚痕，一股無助的絕望感也湧上心頭。轉頭看看時鐘指向凌晨四點鐘，自己竟然只睡了一個小時不到，明明吃過安眠藥才躺上床的，卻依然睡得不安穩，惡夢連連。

由於父母離異的關係，小娟從小就嚮往能有一個完整幸福的家庭。母親改嫁到日本之後，她跟著父親一起生活，但很不幸地，五年前父親也因病逝世了。後來，小娟認識了前夫，兩人交往一段時間後很快就步入結婚禮堂，並且生下了女兒。

婚後沒多久，小娟出現了嚴重的失眠問題，長期下來，不但沒辦法外出工作，也無力獨自照顧孩子，這更讓她覺得自責。她比誰都清楚失去母愛的感覺，而自己卻成了一個不盡責的媽媽，讓她倍感挫折，常常抱著女兒哭泣，甚至情緒失控。

小娟的情緒問題終於讓前夫無法忍受，不得不提出離婚的要求。離婚後，兩歲女兒的監護權歸爸爸，雖然這對孩子來說是比較好的安排，但她永遠忘不了前夫對她說的那句話：「我不能讓孩子跟一個精神有問題的人一起生活。」

開始獨居的小娟，失眠狀況每況愈下。雖然一直以來，她都有到醫院看診，但效果並不是很好，直到有次朋友跟她分享自己吃的安眠藥，並拿了幾顆給她試試看，她吃了之後當天一夜好眠，便開始服用。

漸漸地，小娟對安眠藥的需求越來越高，從一天一顆、兩顆、三顆，到後來一、兩個小時就必須吃個一顆才有效果。雖然知道頻繁吃藥、過度依賴藥物並不好，但不吃更是難受。現在，不只晚上，她連白天都睡不好覺，即使睡著也經常作惡夢、睡不安穩。

小娟感覺自己彷彿成了藥物的奴隸，不知道這樣活著有什麼意義？但她沒有能力工作養活自己，只能靠前夫的贍養費過日子，時常為了金錢與小孩的問題爭執，她很怕哪天再也見不到女兒，連唯一的牽掛也沒有了。

小娟的生活已經離不開安眠藥，一天下來最多可以吃到四、五十顆，一位醫生開的藥量根本不夠，於是只好到處掛號看診拿藥，不然就是託朋友透過其他管道購買。

為了拿到足夠份量的藥，小娟三天兩頭就往醫院跑。某次看診，她試著對信任的精神科醫師吐露自己依賴安眠藥的狀況，醫師建議她最好立刻住院接受治療。

為了女兒，小娟答應了！她在住院的那一個月，情況也漸漸有了起色，可是當她出院回家後，面對空無一人的房子，又陷入孤單寂寞的牢籠……失眠和吃安眠藥的惡性循環再度上演，先前的努力全都前功盡棄了。

小娟覺得好痛苦，到底什麼時候才能擺脫失眠的糾纏呢？

失眠與憂鬱相互加成

案例中的小娟是個三十三歲的獨居女子，長期以來因為離婚後的生活及小孩等諸多煩惱而產生失眠困擾。她沒有意識到自己生病了，倚靠藥物來解決失眠的問題，但安眠藥具有耐受性與成癮性，如果使用不當，不僅生理上、心理上都容易成癮，也會加劇失眠與憂鬱的症狀。

失眠是睡眠障礙的一個症狀，也是目前民眾到精神科就診時，最常尋求的醫療協助；其次才是憂鬱症、適應障礙、焦慮症或其他的精神疾病。同時，失眠也常與精神疾病共病。

睡眠障礙可以分為失眠症與嗜睡症，其中又以失眠症的比率較高，失眠症的狀況如：夜晚難以入睡、提早醒來就睡不著、睡得太少；嗜睡症則是：即使睡眠時間很長，清醒時還是覺得想睡。如果一週內有超過兩晚以上睡不著，因此影響白天的生活，就可以算是失眠症。

根據統計，臺灣在十八歲以上的人口中，大約每三個人就有一個人有失眠的問題，舉凡壓力、焦慮或憂鬱，疾病或藥物使用等，都可能引起失眠。失眠與憂鬱之間有著極高的相關性，所以憂鬱症患者幾乎都合併有失眠的問題，只有少數憂鬱症患者反而吃得多、睡得多，有嗜睡的情形，稱為「非典型憂鬱症」。

反之，長期的失眠也可能引發憂鬱症，因此醫師在處理病患失眠的問題時，應該詢問他的情緒狀況如何，才能判斷是憂鬱造成的失眠？或是慢性失眠、長期服用安眠藥引發憂鬱？抑或是憂鬱與失眠同時發生的共病？再來決定治療的目標為何，該採用哪種方法著手治療。

如果是憂鬱症引起的失眠，就會以抗憂鬱劑治療憂鬱症為主，安眠藥僅做為短期輔助睡眠使用，當憂鬱症好轉之後，失眠自然隨之改善。如果是安眠藥成癮，長期服用導致憂鬱，就必須先處理藥物成癮的問題，等成功戒斷再來治療憂鬱症。憂鬱與失眠共病的狀況，經常是因為壓力大而同時失眠又憂鬱，就得先釐清共同反應的壓力來源為何，從最根本的原因下手。

如何改善失眠情況

每個人都渴望能睡個好覺，許多受到失眠症困擾的人，經常自行購買安眠藥來服用，或是在求診時要求醫師開立安眠藥物。但一味求助於藥物，治標不治本，唯有建立良好的睡眠習慣，才是改善睡眠狀況、增進睡眠品質的根本之道。

培養良好的睡眠衛生習慣，通常有以下幾項準則：

1、**規律的睡眠作息**：盡量在固定的時間就寢和起床，如果前一天睡不好，或是遇到假日，也不要補眠或晚起。

2、**打造舒適的睡眠環境：**睡眠的臥房應該盡量舒適、使人感到放鬆，如柔和的光線、適宜的溫度，盡量減少噪音，並選用舒服的床墊、棉被及枕頭。

3、**適度運動及睡前放鬆：**每天維持規律的運動是最好的，但睡前三到四小時要避免劇烈運動，可以泡熱水澡、聽音樂或做些放鬆肌肉的柔軟操，舒緩疲憊緊繃的身心。

4、**單純化床的用途：**避免在床上做睡眠以外的活動，如看書、看電視、工作、討論事情或想事情，讓床只是睡覺的地方。

5、**不要勉強自己上床睡覺：**如果睡不著，不要勉強自己躺在床上，可以起來做些事情培養睡意；也不要強迫自己每天必須睡滿幾小時以上，或是害怕睡不著而提早就寢，更不要一直盯著時鐘看。

6、**睡前避免吃刺激性食物或晚餐過飽：**睡前四到六小時，不要攝取含有咖啡因的飲料，如茶、可樂、咖啡，以及喝酒、抽菸等，也不要吃太飽；但少量的點心、溫牛奶有助於睡眠。

睡眠衛生屬於非藥物的治療，效果雖沒有助眠藥物直接快速，卻是最健康也最安全的做法，特別是失眠超過一個月以上的慢性失眠患者，透過行為、生活形態的改變，以及心理認知的調整，有機會可以慢慢減少、甚至停止安眠藥的使用，其重要性更勝於藥物治療。臨床經驗上也證明，在病人配合的情況下，非藥物治療往往有很好的效果。

不少慢性失眠的患者，因為害怕晚上睡不著覺，太陽一下山就開始感到緊張，變成預期性的焦慮；此時，醫師就必須導正病人的想法，勸他不要害怕、無須過度擔心，並引導他正向思考、提供睡眠衛生方面的協助，這就是非藥物的認知治療，能幫助病人減輕因失眠所感受到的壓力。

長期失眠對於人的情緒影響甚鉅，如果沒有適時調整，很容易像小娟一樣，安眠藥成癮無法自控，或是患上憂鬱症、焦慮症，最糟糕的是兩者皆有。精神科醫師希望小娟住院，就是要以行為治療搭配藥物治療，雙管齊下，維持規律作息，並逐漸減少藥量；只可惜，小娟出院後恢復獨居生活後，在自律不足與缺乏親友支持的狀況下又故態復萌。唯有建立良好的睡眠衛生習慣，擺脫對安眠藥的依賴，才能健康迎接人生的每一個早晨。

安眠藥的濫用恐怖陷阱

「水能載舟，亦能覆舟。」藥物就像是一把雙面刃，吃對藥可以治病救命，如果使用不當，卻是「毒以致命」。伴隨著眾多失眠人口所衍生的問題，就是長期服用安眠藥產生的成癮性。

目前醫療上最常使用的安眠藥可分為：苯二氮平類（Benzodiazepines，BZD）和非苯二氮平類（non-Benzodiazepines，non-BZD）兩種，都已被列為管制藥物，需有醫師處方箋才能取得，也有使用數量的限制。這兩類藥物的特點，摘要如下表。

・BZD與non-BZD安眠藥的比較・

	苯二氮平類（BZD）	非苯二氮平類（non-BZD）
特性	1.傳統的安眠藥物，也就是我們常說的鎮靜劑。 2.藉由降低中樞神經系統的活動力，來達到鎮靜安眠、抗焦慮、肌肉鬆弛、抗癲癇等功用。	1.近十幾年來的主流安眠藥物。 2.作用機轉較為簡單，僅用於助眠，藥效快速 。 3.成癮性、耐受性較BZD類安眠藥來得低，戒斷反應也較BZD類安眠藥小。
副作用	頭腦昏沉無力、暈眩、視線模糊、記憶力不佳	副作用較少，但大劑量使用可能產生健忘、幻覺、戒斷期焦慮。
缺點	1.長期使用易產生耐受性（指藥物效用減弱，必須增加用量）與成癮性。 2.貿然停藥或減藥，會出現比較大的戒斷反應。	1.藥物耐受性較BZD類藥物來得低，但患者容易濫用或產生心理依賴感。 2.部分患者會有夢遊或夜間暴食現象。
成分		佐沛眠（Zolpidem，如使蒂諾斯Stilnox）、唑匹可隆（Zopiclone，如宜眠安Imovane）、納力波隆（Zaleplon，如Sonata）等三種成分，常被統稱為3Z。

非ＢＺＤ類安眠藥為新一型的安眠藥，因其作用快速、成分較單純，副作用較小，所以上市沒多久即廣受好評，快速取代了傳統的ＢＺＤ類安眠藥。但也由於非ＢＺＤ類安眠藥效果快、且鮮少影響服用者日常生活的關係，反而容易不自覺地增加服用量；加上一開始並非管制藥物，可以在一般藥局購得，且各科醫師都能開立此藥，隨之引發濫用與成癮的問題。

非苯二氮平類（non-BZD）安眠藥的濫用問題，最為大眾所熟知的，就是成分為Zolpidem的使蒂諾斯。

只要有過失眠困擾的人，一定都聽過使蒂諾斯的名字，它曾經在病患間被奉為神藥，因為作用時間快速，服用後不到半小時就可以入睡，醒來後也沒有不適感，有些人甚至愛上這種飄飄然的感覺，或是覺得服用後精神抖擻，連心情也變好了。殊不知，在心理與生理上已經產生了依賴；隨著長時間服用，藥物的耐受性也提高，就必須增加劑量來維持效果，陷入了成癮與濫用的泥淖。

許多使蒂諾斯成癮者服藥後會出現夢遊或脫序的行為：又哭又

笑、胡言亂語、打電話給朋友、出門遊蕩、開冰箱吃東西、打掃家裡等等，醒來後卻全無記憶；也有人發現自己在睡眠中甚至一次服下數十顆的藥，導致服用過量、藥物中毒。

大家要知道的是，任何安眠藥都具有成癮性，沒有一種藥可以「神奇」到毫無損害或副作用；藥物濫用的副作用令病人身心與生活造成極大痛苦，而藥物成癮的後果往往是必須花費更長的時間來戒除。

藥物成癮的危害遠大於失眠

避免安眠藥成癮，就得先了解如何正確使用安眠藥，服用時最好遵循下列幾項原則：

1、須經過醫師診斷，勿自行購買或拿他人的藥來吃。
2、安眠藥以短期使用為主，且不要超過建議劑量。
3、遵循醫囑，不要自行減藥或停藥，有任何副作用或不適都要跟醫師反應。

4、服藥時避免飲酒，服藥後應立即就寢，避免開車等危險行為。

5、如果有情緒上的明顯變化，或是特殊體質者（如有呼吸中止症、肝腎功能差者），一定要提出與醫師討論。

基本上，所有的安眠藥都不建議長期使用，因為藥物連續服用超過四週，就容易產生身心依賴或其他行為問題，所以一定要考慮以其他非藥物的方法來處置失眠問題。對於首次使用的安眠藥，醫師會先開一個禮拜的份量，評估病人服用的狀況，如效果不佳或有任何不適，再討論改換其他藥物的可能。短效型的安眠藥依賴成癮性較高，在服用期間就要更加小心，倘若發現平常的劑量已無法達到原先的效果，也不要自行增加劑量，很可能就是對藥物出現耐受性。

一種安眠藥是否適合或有效果，有賴醫師的判斷與評估，有些病患自覺「有效」，就認為該藥物適合自己；但很有可能是，他們對於成癮性藥物的敏感性、反應比一般人好，在「有感」的同時，也必須承擔容易上癮的風險。不只是安眠藥物，如酒精、毒品、網路遊戲等，帶給人愉悅感受卻也可能使人沉迷，最終無法自拔而成癮。

安眠藥成癮所造成的危害遠遠大於失眠，要完全戒除更是非常困難；即便成功戒除，短期內復發的機率也很高。治療安眠藥成癮，需要從生理與心理兩方面著手，搭配正確的用藥知識逐步減藥、擺脫生理依賴，再配合健康的生活形態、良好的睡眠衛生，維持規律作息才能免於復發；更重要的是，一定要懂得如何舒緩壓力，學習轉移注意力，建立生活目標，以減除心理上對藥物的依賴。在國內，也有許多藥癮戒治的機構及醫院診所，可以提供精神醫療的專業協助。

而各科醫師在開立安眠藥前，應仔細了解病患是否真有需要，也應告知用藥的知識與風險，避免民眾無知濫用。為了杜絕安眠藥濫用的問題，健保局也建立了雲端藥歷系統，讓醫師與藥師可以查詢病人近三個月以來的用藥紀錄，協助把關用藥安全。

酒杯裡的哭泣金魚

——酒精成癮

憂鬱程度 ☹☹

「喔咿喔咿喔咿~喔咿喔咿喔咿~」

夜半，隨著救護車響亮的鳴笛聲，一名渾身酒氣的中年男子被抬進了醫院急診室。

經過醫護人員的初步診療後，得知該名王姓男子因酒醉駕車而撞上路邊電線杆，造成頭部外傷與身體多處擦傷。醫師為了進一步檢查是否有腦震盪或其他問題，於是安排他住院觀察。

就在王先生入院半天後，護理人員發現他莫名地變得焦躁不安，頻頻反應說很疲倦、心跳很快、噁心想吐等不適症狀。

「有螞蟻！有螞蟻！好多螞蟻爬到我身上……」

王先生不斷大聲呼喊著，希望護理人員可以幫忙處理。

住院醫師來到病房，看見王先生一直趴在地板上，打著不存在的螞蟻，雙手也不停發抖，懷疑他出現了譫妄（delirium，急性發作的意識混亂，因大腦暫時失去功能造成）的狀況，於是照會了精神科醫師前來看診。

在精神科醫師的詢問下，發現王先生有長期酗酒的習慣。今年五十五歲的他是一個土木師傅，前幾年由於經濟不景氣的關係失業，還欠下了大筆卡債，失意之餘，天天飲酒度日。

雖然沒有固定工作，但有時候王先生會去工地當臨時工，可是因為長期酗酒，他的精神狀態並不好，工作也有一搭沒一搭的，讓全家人跟著有一餐沒一餐。每次喝醉，他還會對老婆、小孩發脾氣，甚至動粗來發洩心中的苦悶。自從王先生開始酗酒後，已經多次因酒精中毒送醫，先前他因酒駕撞傷人必須賠償，導致經濟情況雪上加霜。老婆眼見王先生債務纏身，又受不了他酒醉後家暴，便帶著兩個小孩離家出走，避不見面。

老婆跑了、小孩沒了，又沒有固定工作，令王先生情緒更加低落，終日沉迷於酒精，就算是白天，整個人也是昏昏沉沉的；偶爾工作賺到一些錢，立刻又拿去買酒喝。

喝酒讓他暫時忘記自己的處境，幫助他麻痺心裡的痛苦；而且想喝酒的癮頭一上來，他就會有種不喝不行的衝動。

這次住院，醫師檢查出王先生有嚴重的肝硬化問題，同時精神科醫師也告知，他已經出現了憂鬱症的症狀，建議他最好戒除酒癮，並接受精神科的治療。

出院之後起初幾天，王先生聽從精神科醫師的叮囑，按時服藥，也避免飲酒；可是才撐不到一個星期，他就忍不住再度投向酒精的懷抱，也因為喝了酒，藥也不敢吃了。當他恢復到原本借酒澆愁的日子，面對空無一人的房子，心中絕望地想：「與其清醒難過度日，倒不如茫茫醉看人生吧！」

無法停止的成癮行為

案例中的王先生，是一名使用酒精合併憂鬱症的患者，有長期大量飲酒的問題，由於酒駕肇事而被送入醫院，才轉介到精神科接受治療。濫用與成癮的關係密不可分，一旦沉迷、產生依賴，必定陷入難以自拔的「癮」，因此在談論酒精成癮之前，我們先來了解什麼是「成癮行為（addiction）」。

成癮行為通常有幾個特點：

1、**有成「癮」的對象物**：從有形的物質到無形的活動，都可能造成上癮，如：毒品、藥物、酒精、尼古丁，或是網路、賭博、性愛等。

2、**長時間或大量使用而產生依賴**：成癮性高的物質或活動，常會給人帶來愉悅的感受，吸引人經常使用，結果就是出現耐受性；為了維持原有效果，也會不自覺增加用量、頻率，最終形成上癮。

3、**生理症狀與心理症狀的發生**：短期大量使用的急性中毒、長期使用的副作用，或是停止成癮行為時的戒斷，都會表現在生理和心理的症狀上，例如憂鬱症、焦慮症、失眠，以及身體器官與系統的損害。

簡言之，重複進行某種活動或使用某項物質，因長期或過量，以致產生心理與生理上的依賴，進而對身體造成損害，即稱之為成癮行為。造成成癮行為的病因有很多，如身體因素、心理因素以及社會文化因素，都會影響成癮行為的發生。

精神疾病的病因都與腦部有關，成癮行為也相同，某些人因腦部系統過於活化、多巴胺分泌過度，使得成癮的可能性比一般人來得高；相反地，當藥物或酒精傷害到中樞神經，造成腦部病變，也會使人產生成癮行為，兩者之間互為因果。

而依賴性性格的人，在面臨壓力時，也容易選擇依賴物質來逃避現況，就像王先生一樣，選擇「借酒澆愁」來逃避家庭與工作的不如意；其他像是同儕朋友間的學習、家庭環境或生活文化的差異，都可能是成癮行為的原因。

成癮行為一旦造成生活、心理或社會功能的障礙，就代表已嚴重到成為病症，即便想控制或停止成癮行為，但戒斷症狀的不適，也容易使人半途而廢。在戒斷又失敗的反覆輪迴之中，常令成癮患者身陷憂鬱症而不自知。

關於酒精使用疾患

喝酒成癮或習慣飲酒的個案，在臨床上十分普遍。相較於毒品或藥物，酒精是一個合法且可以輕易取得的濫用物質，長期酗酒不但會破壞中樞神經系統，對心血管、肝臟、腸胃道等也會造成損害。

在美國精神醫學學會出版的《精神疾病診斷與統計手冊》第五版（The Diagnostic and Statistical Manual of Mental Disorders）中，將酒精成癮定義為酒精使用疾患（Alcohol Use Disorder），臨床上簡稱為

AUD，只要在一年內符合下列症狀兩項以上，就可判定為酒精使用疾患：

1、大量或長時間攝取酒精。

2、花很多時間喝酒，以及從酒醉中恢復正常。

3、一直渴望喝酒，而且沒辦法控制或戒除。

4、因為喝酒以致無法工作、上學或盡家庭義務。

5、為了喝酒而放棄社交或休閒活動。

6、因為喝酒，導致社交與人際關係發生問題。

7、明知道喝酒會傷身、反覆引發身心問題，仍然持續喝酒。

8、出現耐受性：喝同樣的量效果卻降低，或增加喝酒量以達到原先的效果，甚至導致中毒。

9、出現戒斷症狀，或是出現戒斷症狀後，仍以酒精來消除戒斷症狀。

王先生使用酒精的情形，已經符合酒精使用疾患的標準，不僅症狀十分嚴重，也多次因酒精中毒送醫。由於體內所攝取的大量酒精必須經由肝臟代謝分解，往往對肝臟造成極大損害。

此外，王先生住院後，在病房中所出現的種種不適，以及看見螞蟻出現的幻覺，則是由於突然停止飲酒而產生的戒斷症狀，這是成癮的標準症狀之一，通常會在停止接觸酒精的數小時到數天內發生。

常見的酒精戒斷症狀有：自律神經過度活躍（如心跳加快、流汗、血壓升高）、雙手與眼唇顫抖、疲倦易累、焦慮不安、噁心和嘔吐、厭食、失眠等；還可能出現視幻覺、聽幻覺或觸幻覺，也就是所謂的譫妄（delirium）。

嚴重的酒精使用疾患患者，在治療時病情容易反覆起伏，很難真正戒除成癮；就算酒精中毒被送到醫院，醫院也只會施打解毒劑處理當下酒精中毒的症狀，不會強制留院治療飲酒的行為問題。所以，有很多酒精成癮的人，終其一生都受到酒精的控制，無法回歸正常生活。

酒精、藥物與憂鬱症的三角關係

當酒精濫用到了重度成癮後，憂鬱症隨之而來的機率便跟著增加。不管是成癮行為造成的心理障礙，或是戒斷症狀導致病人出現憂鬱情緒，一旦引發憂鬱症時，在處置上都增加了醫療的複雜性。

醫師在診斷ＡＵＤ患者是否合併憂鬱症時必須謹慎判斷，不少成癮者在面對精神科醫師的詢問時，會有很多心理上的防衛機轉。例如：醫師問病人有無因喝酒而對生活造成的影響？病人回答「沒有」，但實際上對家人已造成諸多困擾，只因病人主觀上認為喝酒是正常且合理的行為，所以將它合理化。或是病人喝了酒就不吃飯，問他原因，可能回答：「我喝酒就飽了，不用吃飯。」然而，這到底是憂鬱症所造成的食慾降低？還是酒精熱量所帶來的飽足感？醫師必須評估病人的情況，對症下藥。

酒精成癮與憂鬱症可能會有共病的情況，一般臨床上的處置，會視病人情況而有所調整，除了處理病人酒精成癮的問題，亦需要同步治療憂鬱症的症狀。

戒酒的困難度相當高，通常在住院期間會以短暫戒酒為目標，出院後持續藉由精神醫療的協助，幫助病人降低酒精使用量。服用抗憂鬱劑期間是不能飲酒的，要是忍不住喝了酒就無法吃藥，所以有些患者無法遵從醫囑，到後來索性不吃藥也不回診，因而失去了治療的意義。

另一個棘手的狀況，就是患者喝了酒卻仍然服用藥物，其中又以安眠藥最常見。飲酒過度時會出現睡眠問題，有的人就會借助安眠藥入睡；但安眠藥與酒精都是屬於中樞神經的抑制劑，會抑制一個人應有的功能表現，若一起使用就會加強效果。比如說喝了酒之後，容易情緒不穩定、行為出現問題，要是再加上藥物的作用，影響更大、危險性也會更高。

具成癮性的藥物可以列入管制，增加取得難度，但酒精卻是一種合法的不良物質，一旦酒精成癮，輕者因身體器官的副作用受病痛之苦，嚴重者可能傷害自己或他人的生命，例如酒駕肇事，造成難以挽回的遺憾。

台語有句俗諺說：「杯底嘸通飼金魚。」常在應酬場合用來勸人乾杯，要喝得一滴不剩。在飲酒當下，可以讓人暫時忘卻焦慮、轉移煩惱；但是小酌怡情，狂飲傷身，短暫的愉悅之後，可能付出慘痛的代價。倘若酒杯裡真的養了金魚，想必也會是隻憂鬱上身的哭泣金魚吧。

不安全的心

——邊緣型人格障礙症

憂鬱程度

一陣激烈爭吵後，「砰」地一聲，阿國氣得甩門出去。看著男友離去的背影，凱茹真的不明白，為什麼所有人都要跟她唱反調，都像要把她逼入絕境似的。

從小，凱茹就很羨慕班上其他同學，他們都有一個溫馨的家庭，跟疼愛自己的爸爸媽媽，但凱茹擁有的只是跟自己不斷爭吵的姐姐，以及對自己毫不在乎的父母。由於姐姐的表現出眾，是大家眼中品學兼優的好學生，爸媽總是以她為榮；相反地，學業成績平凡的凱茹，永遠無法吸引父母關愛的眼神。

國中時，有一次她跟姐姐發生爭執，剛進家門的媽媽看到兩人吵架，不問青紅皂白地就先怪罪她，還要她跟姐姐道歉。媽媽這種不公平的態度，讓凱茹感到非常氣憤及委屈，於是氣呼呼地跑回房間。淚流滿面的她忍不住想：「為什麼都沒人了解我，願意站在我這邊呢？」隨著淚水不斷地滑落，她的情緒也跌到谷底，忍不住拿起了桌上的美工刀往手腕劃了一下……看著鮮血不斷地流出，凱茹覺得不滿的情緒也獲得了釋放，而剛好推門進來的媽媽看到這一幕，則是嚇得尖叫了出來！

凱茹激烈的舉動，換來家人短暫的關心及容忍，但衝突並沒有因此消失，只要家人稍有不順她的意，她就會開始自殘，就如同惡性循環一樣，不斷地重複上演著。

凱茹在學校原本有幾個要好的朋友，剛開始相處得還不錯，但不久後大家發現凱茹總是會為了小事跟人爭吵，而且喜歡在背後說人壞話，因此也漸漸疏遠她。出了社會之後，她的人際關係仍然沒有改善。凱茹感覺同事們老是在欺負她、占她便宜，總把最難的工作留給她，就連主管也老是為了一點小事責怪她，因此她的情緒一直處在低潮，甚至心情壞到沒有動力去上班，常常請假。

除了家事及公事之外，感情這件事也讓她受傷。剛跟阿國交往時，兩人甜甜蜜蜜了一陣子，但不久後，她就覺得阿國不夠愛她，什麼事都要跟她斤斤計較。阿國每天下班回來，不是看電視就是滑手機，面對她時，總擺出一張臭臉，但只要一跟女性網友線上聊天，又變得笑容滿面。最近阿國回家的時間越來越晚，跟她相處的時間也越來越短，她覺得阿國一定劈腿了，兩人大吵一架之後，阿國負氣離家，留下凱茹一人面對漫漫長夜，悲傷寂寞的情緒占據了整個心頭，讓她幾乎快喘不過氣來了。為了趕走這讓人窒息的感覺，她先灌了好幾杯酒，最後又吞了一大把的安眠藥，但空虛、孤獨的感覺卻遲遲沒有消退，最後，她忍不住拿起水果刀又往手腕上深深劃了一刀，看到血汩汩流出來，她才終於覺得心情舒坦了起來……

衝突不斷的邊緣型人格

凱茹是一名邊緣型人格合併憂鬱症的患者，簡單地說是介於正常與精神疾患之間。由於人格特質的關係，讓她跟家人、同儕、同事及男朋友間的相處，出現了很多的不愉快，她的生活也會因情緒而受到嚴重影響。邊緣型人格患者因為跟大家都處不來，因此周遭的人的支持會比較少，這些都是造成她心情沮喪的原因。

邊緣型人格是《精神疾病診斷與統計手冊》第四版所列的人格疾患之一。臨床上需要一定的觀察時間，或者一定程度的評估，才能夠作這樣的診斷。此外患者需符合以下五項條件，才能診斷為邊緣型人格疾患。

1、**努力逃避真實、想像自己被拋棄。**

這點常出現在情侶間的相處，邊緣型人格患者常覺得自己被拋棄、懷疑對方劈腿，但實際上可能只是自己的想像而已。

2、**人際關係不穩定，對人的態度強烈極端且反覆無常。**

邊緣型人格患者對人的態度會在兩極之間轉換，一下跟對方很要好，但一下又轉換為貶抑或鄙視，例如可能前陣子跟朋友像閨蜜一樣，但不久又暗地裡說對方壞話。

3、在自我認同上出現障礙。

在自我形象、自我感受上出現問題，無法合理地認同自己的表現，或在自我感受上出現較扭曲的狀況。

4、衝動之下做出自我傷害的行為。

例如過度花費、性虐待、物質濫用、危險駕駛、暴飲暴食等。

5、一再重複自殺行為，以死為威脅，或一直發生自殘行為。

6、情緒明顯反應過度或不穩定。

情緒就像雲霄飛車般上下起伏，變化莫測，使周遭的人無法拿捏。

7、慢性空虛感。

沒有自覺到跟別人之間的相處出了問題，反而覺得全世界的人都不理會自己，導致心理上產生慢性空虛感。

8、不當且強烈的憤怒或難以控制憤怒情緒。

經常亂發脾氣，甚至因無法控制自己的情緒而發生肢體衝突。

9、出現短暫的妄想意念，或嚴重抽離的症狀。

可能出現與壓力源有關的妄想或失神的現象。

邊緣型人格常合併憂鬱症

邊緣型人格疾患容易出現在成人早期，原因很可能是成長時遭受太多的不平等待遇，影響其心理健康，成年後就會出現這種人格特質。由於邊緣型人格患者不會承認自己出現某一種特質，不只診斷不易，連治療都很困難。他們的個性大多敏感、多疑，情緒容易衝動，平時可能看起來很正常，因此不易被發現，但面對壓力時反應會特別激烈，例如別人的一個眼神就會使其情緒突然暴發。

邊緣型人格也常合併憂鬱症，但患者本身性格又會影響憂鬱症的治療，導致病情反覆發作。例如，憂鬱症治癒後回到職場工作，邊緣型人格特質一再誘發壓力，出現同事間的相處及工作適應不良等狀況，這些都會讓憂鬱症再度復發。邊緣型人格患者也常遊走於法律「邊緣」之間，因此也可能跟犯罪行為掛鉤，例如吸毒、偷竊。在我們病房中就曾出現過有人掉錢的情況，查清楚之後才知道是一名邊緣型人格患者慫恿別人去偷錢。

邊緣型人格需要藥物及心理治療並用來控制情緒低落、憂鬱的情況，但性格障礙的部分成因較為複雜，可能來自體質遺傳及童年陰影，因此較難根治。

邊緣型人格的患者就像有顆不安全的心一樣，他們害怕孤獨、缺乏安全感，情緒的起伏變化也可能讓自己及親友們兩敗俱傷。藉由專業的治療，才能幫助他們減少內心永無止境的衝突，並且走出孤單的宿命。

突如其來的心情怪獸

——生理性憂鬱症

憂鬱程度 ☹☹☹

「主任，我是阿豪。不好意思，今天……」

接起電話，聽到話筒另一端的聲音，主管立刻明白阿豪打來的目的。

「身體還是不舒服，沒辦法來上班嗎？」

這個名為阿豪的業務新人，來公司才不到三個月，卻斷斷續續請了十幾天的假。雖然曾經懷疑他是不是裝病、不想工作，但每次聽到他有氣無力的聲音，還是沉默了。

「嗯。真的很抱歉。」

「那好吧，你就在家裡多休息，盡早把身體狀況調整好。」

結束與主管的通話，阿豪放下手機，無力地躺回床上。其實他沒有生什麼病，只是無來由地感到心情沮喪，什麼事都不想做；加上睡不好的關係，身體也疲憊得提不起勁，連吃飯的食慾都沒有。

目前這個工作，已經是阿豪畢業後的第四份工作了！自從第一份工作遭到公司解雇後，之後的每一間公司都待不久，原因無他，就是他常常無法準時上班，總是遲到或三天兩頭請假；即使勉強起床到公司，也經常無心工作、注意力不集中，導致錯誤百出。

阿豪不知道自己到底是哪裡出了狀況，或許是沒來由的失眠奪走了他大部分的精神與體力，進而擾亂整個生活節奏。

一年多來，失眠問題一直困擾著他，剛開始是上班遲到、工作時無精打采，到後來甚至起不了床、沒辦法去公司上班。阿豪做的是業務性質的工作，必須常常去拜訪客戶，每個月也有固定的業績要達成，時不時請假或缺席，最後的下場就是因表現不佳被辭退。

面對主管與同事的關心，阿豪無法誠實地說：「因為我失眠，因為我覺得好累，因為我就是提不起勁來上班。」生怕遭到異樣眼光看待，只能一次又一次地以「身體不舒服」，或是家裡有事做為請假的理由。

為了解決失眠的問題，阿豪到醫院看診，醫師知道他睡不著後，開了一種名為「使蒂諾斯」的安眠藥給他，果然服藥後半小時內就迅速入眠。接觸到使蒂諾斯之後，他覺得自己找到了救星，如果前一晚有服藥入睡，第二天不但精神奕奕，似乎連心情都變得比較好了，工作的表現也跟著改善。

但阿豪沒想到，這僅僅是剛開始的情形而已，隨著服用使蒂諾斯的時間越長，效果卻越來越差，維持時間也越來越短暫。他想，不如試著一次吃兩顆看看吧！於是逐漸增加每次吃藥的劑量，不知不覺間，吃藥的間隔時間也跟著縮短了，從每天吃一顆、兩顆、四顆……到後來平均每小時都得吃一顆藥，還曾經一天吃到三十顆那麼多，甚至出現嚴重的自殺念頭與計畫。

這一次，當阿豪請假長達兩週之後，主管委婉地提出了希望阿豪離職的要求。

「再過三天就是農曆年了，你要不要來上完這幾天班，公司可以當成你過完年再離職？」主管對阿豪相當不錯，只不過，阿豪已經完全沒有起床工作的力氣了，所以索性直接提出離職。

慶幸的是，阿豪的家境頗為寬裕，即便不去上班，也無須煩惱經濟問題；對他不穩定的工作狀況，父母也採取包容的態度，從不因此給予責難。

而且，為了讓阿豪擁有獨立的生活空間，父母將同一層樓隔成兩戶，各住一戶。也因為如此，父母一直沒有發現他下不了床、吃不了飯，有時阿豪吃了藥，神情恍惚，甚至睡夢中到處遊蕩，父母也很少察覺。

直到阿豪離職後，無法起床和夢遊的問題越來越嚴重，躺在床上的時間也越來越長，父母才驚覺他的異狀，帶他到精神科就醫。

經過醫師審慎的診斷與評估之後，阿豪被確診為重度憂鬱症，導因與生理性因素較有關。長期以來，他以為只是被失眠的問題所擾，這下終於找到了真正的答案。

從病因認識生理性重度憂鬱症

三十五歲的阿豪，自確診為憂鬱症開始，在精神科治療已有四年多的時間。

起初，阿豪認為自己的各種症狀都是由於長期失眠造成的，他看了醫生、服用了安眠藥之後，誤以為狀況得到了改善，所以持續用安眠藥自我醫療。沒想到，安眠藥不但無法治療憂鬱症狀，還使他產生了依賴性；而憂鬱症與藥物的副作用也嚴重影響了他的生活。

引發憂鬱症的病因有很多，如遺傳、重大壓力或失落事件、人格特質、腦內神經物質失調，或是早期成長過程中有不愉快的經驗等；在發病前，可能會有一個或一個以上的明顯重大事件或外在環境因素，使病人感受到極大的壓力或不愉快，稱之為「壓力源」，例如：親友逝世、職場、感情、債務等問題。遺傳或體質因素也可能造成生理性的憂鬱，不見得導因於外在因素。

阿豪的種種情形的確符合憂鬱症的幾大症狀：有失眠困擾、覺得心情沮喪、常感到全身疲憊，還因此起不了床、沒辦法上班，對生活的干擾也達到了嚴重影響的程度。但檢視阿豪的狀況，都沒有明確的壓力事件發生；那麼，為何被醫師診斷為生理性的重度憂鬱症呢？

所謂的生理性重鬱症，是由於生理、生物性的因素，造成腦部神經傳導物質（如血清素）的分泌出現異常，發生的時間通常難以預期，有可能突然就發病，而且發作的時候症狀也會比較嚴重。生理性憂鬱症的病因與外在壓力源的關聯較小，反倒與天生的體質因素、基因遺傳、腦部問題的關聯較大，不見得有明顯的外在壓力源。

在臨床診斷上，要確診病人為生理性憂鬱症，需要一段時間的追蹤觀察，雖然受生理性因素影響較大，但仍與外在壓力影響有一部分關係，不可能只和某項特定病因有關。每一個憂鬱症患者，即便出現同樣的症狀，但引發憂鬱症的原因、病程的發展也不會相同，所以不能忽略心理層面的影響；無論是哪一種類型的憂鬱症或共病，都必須以病人為中心做精神科的診斷會談，經過多方面的考量及評估，才能決定診斷與治療方式。

醫師與阿豪和他的家人會談過後，知道阿豪父母對於他的狀況頗為包容，他在經濟上、情感上也沒有可擔憂之處，唯一可能造成他壓力的來源，只有工作上的不順遂。當初阿豪選擇業務性質的工作，只因業務的入行門檻較低，但業務工作的壓力很高，加上接連幾份工作的表現都不如預期，讓他陷入了情緒低潮。不過，就時間點來看，阿豪在職場上的種種問題，反而是受到了憂鬱症的影響。

從整個病程的發展判斷，阿豪很可能是屬於易感體質，罹患憂鬱症的機率比一般人高，而工作上的挫折與壓力，則是觸發發病的誘因；正所謂「無風不起浪」，工作壓力的環境因素就彷彿那陣狂風，讓阿豪的大腦掀起了一股憂鬱的浪潮。

生理性重度憂鬱與藥物依賴

在做診斷性會談時，阿豪提及他在吃了使蒂諾斯後，感覺身體比較有精神、沮喪的情緒也好轉，但短效型安眠藥的藥理機轉，對情緒低落並沒有任何助益。阿豪所感受到的，其實是自己的心理作用，他認為用藥物處理失眠問題之餘，也改善了其他症狀，因而不自覺地對藥物形成依賴。再加上，使蒂諾斯原本就容易遭到濫用，阿豪長期服用之下出現了耐受性，卻在沒有與醫師討論的情況下，自行增加藥量、縮短服用間隔期，最後導致成癮。

阿豪對安眠藥的依賴，也反映出生理性憂鬱症患者的另一個問題，就是他們很容易對藥物產生依賴之心，這是由於生理性憂鬱症與成癮行為，都深受病人體質易感性的因素影響，皆是大腦構造發生異常情況，所以生理性憂鬱症患者在使用藥物時更要小心謹慎，避免依賴與成癮的問題。

生理性憂鬱症與安眠藥成癮都必須透過藥物來治療，但阿豪自就診四年多以來，用藥的狀況始終不規律，原因就在於，他已經習慣性以安眠藥來自我醫療，就算固定到大醫院精神科回診，仍然會去其他醫院看診拿藥，也一直有不正常使用安眠藥的行為。

雖然阿豪了解，以藥物自行處理症狀的舉動並不正確，只不過依賴安眠藥成了習慣，即使已接受戒除藥癮的治療，也明知多吃安眠藥不會得到更好的藥效，卻還是無法克制濫用藥物的衝動。

天生的易感體質，再加上憂鬱症與藥物的影響，讓他的大腦產生疾病，想靠意志力或認知來改變成癮行為，都是高難度的事。也因為阿豪經常不遵守醫囑服藥，又沒有維持規律作息，使得憂鬱症在尚未痊癒的狀況下，幾年內又經歷了多次起起伏伏的復發。要知道，憂鬱症一旦復發，往往比第一次發作要來得更加嚴重，所以即便接受治療後症狀已經好轉，也千萬不可自己貿然停藥、減藥。

不可忽略的是，阿豪因為憂鬱症的影響，沒辦法有良好的認知功能跟判斷力去思考自己的行為是否正確；在這裡也要建議憂鬱症患者們，千萬不要在憂鬱症、尤其是重鬱症發作的期間內作任何重大決定，此時作出錯誤判斷的可能性實在太高。

生理性重度憂鬱的其他症狀及治療

由於生理性憂鬱症受外在環境的影響較小，加上可能無預警發病，等病人或家屬覺察到異常時，病況往往已經頗為嚴重；如果是風險較一般人高的易感性體質者，就要特別留意是否有憂鬱症狀的出現。除了憂鬱症的九大症狀之外，有兩種症狀較常發生在生理性憂鬱症的患者身上：

第一種是「晨間心情低落」：病人一早起來的時候容易哭泣，感覺心情很差、沉到谷底，嚴重時會有自殺的想法甚至行為；這種情緒是沒來由的，等到白天之後才會慢慢好轉。晨起通常會使人心情愉悅、神清氣爽，但因為憂鬱症的干擾，病人反而會特別沮喪、想哭，連自己也無法控制。家屬如果不明白原因，會疑惑他們怎麼了？為何情緒失常？其實這在憂鬱症狀裡，已經是非常糟糕的一個狀況了。

第二種是「精神運動遲滯」：這是相對於「精神運動激躁」的一

個症狀，兩者恰好是相反的表現。遲滯的意思就是遲緩，意指病人的手腳動作會變得明顯緩慢，是病人自己可以感覺到、或是家人能觀察出來的程度；激躁則是病人情緒會變得特別激動。

憂鬱症患者在這些症狀的影響下，常常有許多身不由己的情況發生，例如累到連動都動不了、出不了門，或是莫名地想哭、手腳沉重等等。嚴重的生理性憂鬱症，假使以藥物治療的效果並不理想，還可以採取電療的方式，藉由電流幫助病人重整腦部不平衡的電位，使其重新回復正常。雖然不是所有的重鬱症患者都可以使用電療，也不一定能達到同樣的效果，但對某些患者而言，這是個極為有效的治療方式。

以回歸社會為復健目標

無論是憂鬱症或是其他精神疾病，家屬的情緒支持，與醫療具有同等的重要性，也會影響病情的變化。例如，高度情緒表露（high

expressed emotion，high EE）的家屬，也就是與病人溝通過度情緒化、對病人較常批評或使用負面語言，態度過於干涉的，在研究上顯示常與精神分裂症患者的發病與復發，有著高度相關性。因此，願意理解、包容病人的家屬，對他們的康復有著正向的幫助。

許多憂鬱症患者因為害怕遭受歧視眼光，不願說出自己為憂鬱症所苦，而以身體不舒服當作藉口，到後來也容易缺乏自信、缺乏自尊，變得比較自卑。社會對於憂鬱症的汙名化，仍有待推動心理健康知識去改變，但重要的是，如果不幸受憂鬱症纏身，千萬不要因恐懼而不向外求助，或是盲目地到處就醫、自己調藥或不遵從醫囑。

在整個精神醫療的治療模式裡，十分強調「復健」，透過藥物與心理社會治療，希望憂鬱症患者康復後，能擁有獨立的生活能力。像阿豪才二十八歲，接下來的日子很長，對於這樣的年輕人，通常會以回歸社會工作當成復健的目標和動機。醫護人員曾經與阿豪討論過，未來想過什麼樣的生活？也幫助他做一些面試訓練，讓他可以培養自信，期待他康復之後，能貢獻一份力量給社會。

後來，阿豪接受了一間醫學中心的一個定期復健計畫，重新學習完整的心理教育（psychoeducation），培養規律的作息及按時服藥，出院後也持續進行醫療，配合定期返診，情況已經逐漸得到了改善。

生理性憂鬱症就像一頭來勢兇猛的情緒野獸，雖然，我們無法預測何時會遭受牠的攻擊，但可以建立自我覺察的機制，在憂鬱情緒或症狀出現時，適時求助。

XS女孩的食物騙局
——厭食症與飲食障礙症

憂鬱程度 ☹☹

「嘔——呃嘔！嘔——呃嘔！嘔！嘔！」

小艾抱著馬桶，奮力想吐出晚餐吃下去的生菜沙拉與水煮雞肉，一股灼熱與略帶酸味的液體湧上喉頭後，尚未消化的食物殘渣就嘩啦嘩啦地嘔出。

按下沖水按鈕，小艾起身走到洗手台漱口，順便洗了把臉。鏡子裡的她臉色十分蠟黃，雙頰也微微凹陷，眼下兩坨深深黑影，都讓她看起來十分疲累。

「怎麼會忍不住大吃大喝了呢？再吃下去妳又會變回從前的肥豬了！妳想要這樣嗎？妳不能再讓別人笑妳胖了……」晚餐的過度飲食，令小艾心中升起一股罪惡感，她好痛恨自己為什麼意志不堅定，明明體重已經開始瘦下來了，也終於不會被男同學恥笑是胖妹了！

回到房間，小艾蜷縮在床上，卻一點睡意都沒有。雖然再過幾個月就是學測，她仍提不起動力唸書，反正也沒有人會督促她用功。今晚，家裡只有她一個人，媽媽到工廠上大夜班，第二天中午才會返家。

自她有記憶以來，媽媽就常常抱怨：如果當初沒有生下女兒，就不需要辛辛苦苦地工作賺錢；而且小艾書唸得不好、長得也不可愛，還肥得像豬一樣，難怪小艾的爸爸也不想要她。

每次想起媽媽冷漠的言語及眼神，小艾總是想哭。她拿出美工刀，在手腕上劃下一道又一道淺淺又密集的痕跡，鮮紅的血絲微微滲出，伴隨著麻癢的痛感，彷彿代替她哭著、痛著。

從小到大，吃東西是唯一能令她感覺到快樂的事情，她還記得外婆曾經說過：「看小艾吃東西最開心了，吃什麼食物都好像很美味的樣子！」而小艾也因為愛吃這件事，認識了她最好的朋友，妞妞。

與小艾的家庭不同，妞妞有一對疼愛她的父母，他們認為「能吃就是福」，非常樂於滿足妞妞的口腹之慾；沾妞妞的光，他們也經常帶著小艾一起去吃到飽餐廳大快朵頤。雖然，妞妞的身材比起小艾更加圓潤，可是沒有人覺得妞妞這樣不好，連她的父母也不曾嫌棄，令小艾有點羨慕。

沒想到，小艾升上國中之後，開始因為身材外型遭受同學的嘲笑，「吃東西」這件事反而成了一場惡夢。午餐時間，每當小艾正在吃便當時，班上男同學總會經過她的桌邊，拋下各種惡意的話語，逼得她不得不躲起來用餐。當她有了暗戀的對象，也被大家拿出來開玩笑，還得到對方鄙夷的臉色，以及一句「她那麼胖又那麼蠢，誰會喜歡她！」的批評。

從那之後，小艾暗暗立下決心，告訴自己一定要瘦下來。可是，她越壓抑，就越控制不住地想大吃大喝，往往節食沒三、四天，又把幾天的份量吃了回來，體重也總是上上下下地，始終達不到想要的標準。

某天，小艾在網路的減肥討論區上，看見有人分享自己催吐的經驗，她跟著嘗試了幾次，覺得效果不錯，於是每次暴飲暴食之後就偷偷催吐，還會服用緩瀉劑。

到現在，小艾上高中了，外表早就不像國中時那麼豐腴，但她仍然覺得自己不夠瘦，只要進食就會恐懼變胖，也會產生罪惡感。由於長期催吐的關係，小艾的嗓音變得沙啞，還有胃食道逆流的問題，時常想嘔吐或沒什麼胃口；而且她經常便秘，必須依賴浣腸劑才能排便，月經也好幾個月沒來了。

半個月之後，小艾因為身體虛弱在走廊昏倒，被同學抬到保健室，老師才赫然發現，身高一六五公分的小艾，體重只剩下三十五公斤，她的手腕上也有十多道的傷疤。於是，通知小艾的媽媽，並會同輔導室協助，帶她到精神科就診。經醫師診斷，小艾得了厭食症，也有憂鬱症的現象，需要住院接受治療。

當身體形象發生錯誤認知

小艾為體重所苦的煩惱，應該是許多人曾有過的經驗。只是，小艾由於長期得不到母親的認同，求學時又遭受同儕否定，使她對自我身體形象的認知產生了嚴重的扭曲；為了控制體重，她採取激烈且不健康的方式，引起許多身體的症狀，甚至出現自我傷害的行為，直到體重過瘦危及健康，才被發現罹患了厭食症與憂鬱症。

厭食症（anorexia nervosa）是一種與異常飲食行為有關的疾患。在《精神疾病診斷與統計手冊》第五版中，厭食症與暴食症（bulimia nervosa）、狂食症（binge-eating disorder），都被歸類於「餵食及飲食障礙症（Feeding and Eating Disorders）」中，除了它們在症狀上有許多共同表現之外，這些疾患背後形成的原因，也與我們的社會文化有著莫大的關係。

隨著飲食西化，有體重困擾的人逐漸增多，大眾也開始重視「肥胖」及其所帶來的危害。影視媒體、流行文化大力宣揚「瘦就等於美」的審美觀，也讓許多人對自己的外在和體型更加關切，特別是年輕的少年少女，經常以崇拜的偶像做為理想，連帶地，各種瘦身書籍、減肥方式也因此風行。

厭食症、暴食症以及狂食症（或稱暴飲暴食症）等飲食障礙症，就是在這樣的社會環境因素影響下，有越來越高的發生率。這幾類患者的共通點，都是對自我身體形象與體重的認知障礙，使得飲食態度偏差，而產生異常的飲食行為：如過度節食、短時間內攝取大量食物，或是使用不當方式清除體內食物，如催吐、服用瀉劑等；同時，也會合併各種身體及精神方面的症狀，是一種症狀複雜、治療十分不易，狀況嚴重時死亡率也很高的精神疾患。

飲食障礙症的患者有許多相似的人格特質：缺乏自信、低自尊心，對自己的身體外表感到自卑，一部分的人個性容易焦慮、或是較易有衝動行為。厭食症患者通常自我要求高、追求完美、敏感固執，因此會使用許多方法來控制體重；暴食症患者對壓力的抵抗度較低，常以過度飲食或催吐抒解壓力；狂食症患者則自我控制力較差，易產生挫折感，藉由吃東西來填補內心的空虛感。

對於自己異常的飲食行為，飲食障礙症患者由於在意形象，生怕為人所知，多半不會主動尋求醫療的協助，即使因身體或精神方面的症狀就醫，也鮮少向醫護人員提及其飲食障礙的問題；有些厭食症患者甚至缺乏病識感，不覺得自己有在節食或禁食。而且飲食障礙症患者對於治療的配合度不高，返診率也偏低，這些都是治療上的困難處。

此外，飲食障礙症容易與憂鬱症、雙相情緒障礙症（bipolar disorder，或稱雙極性情感疾患、也是過去所謂的躁鬱症）、焦慮症（包括廣泛性焦慮症、恐慌症、畏懼症、強迫症及創傷後壓力症）、酒精或物質使用疾患、衝動控制疾患等產生共病的情形。

厭食症：骨瘦如柴的殞命危機

厭食症好發於十四歲以上的青少女與年輕女性族群，其中有

90%~95%是女性，是男性的十倍之多；在臺灣的盛行率約小於0.1%，相較於歐美國家來說是偏低的（歐美的盛行率約在1%左右）。除了年齡和性別上的特徵，某些特定行業的人，亦為厭食症的高危險群，例如對體重或身形較為要求的模特兒、芭蕾舞者，或是具高度競爭性及壓力的工作者；知名的美國女歌手Lady Gaga也曾表示自己從十五歲起，就飽受厭食症與暴食症所苦。

為了迎合伸展台上骨感等於美麗的潮流，許多模特兒努力維持纖細身材，但崇尚過度纖瘦的紙片人是否正確，一直以來仍是時尚界爭議不休的話題，甚至出現因厭食症而死亡的例子。

其中最有名的，莫過於二〇一〇年逝世的法國女演員兼模特兒——伊莎貝爾．卡洛（Isabelle Caro），受厭食症所苦十五年的她，在二〇〇七年曾擔任義大利反厭食症運動的廣告主角，她身高一六五公分，拍照時體重只有二十七公斤，瘦骨嶙峋的身體令人觸目驚心！卡洛的體重也曾經到達三十九公斤，但當時有設計師嫌她胖，希望她減重十公斤，充分反映時尚圈過度崇尚「瘦即是美」的扭曲風氣。

卡洛在接受採訪時說：「我想用我的苦難來傳達訊息，讓大家知道過瘦有多危險，甚至可能導致死亡。」的確，其實不僅是厭食症，暴食症與狂食症等其他飲食障礙症都有一定的致命風險，只是厭食症所伴隨的體重過度減輕，使得病人身體處於極虛弱的狀態，無論是猝死、或死於其他併發症的機率，都較其他飲食障礙症來得高。

關於厭食症的診斷，有以下幾項標準：

1、**體重極度過輕**：體重低於其年齡與身高應該有的正常體重15%以上。（BMI值小於17.5Kg/m^2，即身體質量指數，算法為體重（公斤）／身高（公尺）的平方。正常人的BMI值介於18.5～24.5之間。）若患者未成年，應該以預期體重來評估，指在成長期無法增加預期應該增加的體重，低於預期體重15%。

2、**強烈害怕體重增加或變胖**：就算體重過輕，仍然強烈害怕體重增加或是變肥胖。

3、**對體重出現錯誤的自我評估**：對身材與體重有認知上的障礙，即使已經很瘦了，卻還是認為自己很胖；或是否認自己體重減輕的原因並非節食，而是其他身體因素。

4、**進食意願低或害怕進食，並藉此減輕體重**：此飲食行為表現又可以分為兩種類型——節制型與清除型。節制型的病人，多以節食、禁食或過度運動來控制體重；有的病人覺得吃東西會造成腹脹、嘔吐等腸胃不適症狀，不願意進食，或是沒有胃口。清除型的病人，則是在厭食期間內出現不規則的暴食與清除行為（如催吐、使用瀉藥、浣腸劑或利尿劑）；也有的清除型病人沒有暴食行為，而是少量進食後就會進行清除。

「體重」是判斷厭食症與否的一個很重要的標準，也是區別厭食症與暴食症的關鍵症狀。不過，在確診厭食症之前，必須先排除其他會使體重減輕的身體疾病，也要留意病人是否有另外的精神疾病，如憂鬱症、焦慮症、思覺失調症（及過去所稱的精神分裂）等。

厭食症的身體併發症

厭食症的死亡率之所以高達10%以上，主因就是厭食症經常出現各種身體併發症，由於長期的營養攝取不足，從外表、內分泌系統到內臟器官等，都可能會產生問題。常見的身體併發症有：

1、**營養不良**：外表瘦弱，皮膚乾燥、掉髮等；青少年則會發育遲緩、生長不良。

2、**心臟功能變差**：導致低血壓、低體溫、手腳冰冷、心跳緩慢、心肌細胞變小。

3、**貧血、白血球與血小板減少，使得免疫功能降低**。

4、**體內電解質不平衡**：因低血鉀而全身無力、肌肉疼痛，嚴重時會導致心律不整，甚至心跳停止猝死。

5、**內分泌異常**：甲狀腺功能低下、月經紊亂或停止、不孕症、骨質疏鬆症、腎上腺皮質醇分泌過多等。

6、**胃腸道功能異常**：腹脹、便秘、腸胃道蠕動變慢、胃排空變慢、肝功能異常等。

7、**肺容量下降、腎臟功能衰竭、腎結石等。**

許多厭食症的病人，都面臨了日常生活十分困難與痛苦的處境。由於體力衰弱不耐久站或久坐，導致無法上學或上班；骨質流失所造成的骨質疏鬆，也讓他們稍一不慎跌倒或碰撞，就可能骨折。如果是清除型的病人，還會因催吐行為產生併發症，如食道灼傷、胃食道逆流、聲帶受損，甚至擁有一口爛牙。

種種生理上的併發症，若再合併憂鬱症、躁鬱症或焦慮症等精神疾病，往往容易讓嚴重厭食症病人出現自殺的行為。根據研究，因厭食症死亡的病人中，約有一半以上死於併發症，卻也有近三成死於自殺，厭食症的高自殺風險，由此可見一斑。

暴食症與狂食症：失控的大胃王

相較於厭食症，暴食症在年輕族群的比率近年來有越來越高的趨勢。關於暴食症的診斷標準，有下列幾項：

1、**重複發生暴食行為**：在一段時間內（約兩小時）大量攝取食物，超過一般人在類似時間、情境中所能吃下的份量。在進食時感覺自我失控，無法控制所吃的食物與份量，而且無法停止。

2、**反覆出現清除行為**：不適當的代償行為頻繁出現，以避免體重增加：例如催吐、濫用瀉藥、浣腸劑、利尿劑或其他藥物，節制飲食、過度運動等。

3、三個月內，平均每週至少出現一次暴食與代償行為。

4、過度關切身材及體重。

5、需要排除厭食症的診斷。

暴食症病人的清除行為，以催吐為最多，容易產生的身體併發症有：月經不規則、低血鉀、心律不整，以及催吐所引發的胃酸逆流、食道炎、食道破裂、爛牙、嘔吐等。如果嘔吐物嗆入肺部，還可能引起吸入性肺炎；因催吐而導致的併發症，也同樣會發生在厭食症的清除型病人身上。

有暴食與清除症狀的飲食障礙症患者，不論厭食症或暴食症，經常會合併有衝動性的行為，例如自殺、自我傷害、物質濫用（酒精或藥物）、偷竊、性行為開放等，像小艾以美工刀割腕的舉動，可能是由於衝動性行為、也可能是因為嚴重的憂鬱症狀，或是兩種原因交互影響。

如果有暴食症的症狀、卻無清除的代償行為，那麼就會被歸類為狂食症（暴飲暴食症）。

病人除了重複發生暴食行為、六個月內若平均每星期至少有兩天發生暴食，在暴食發作時還會伴隨以下幾項情況，至少符合三項：

（1）吃東西的速度比正常更快；

（2）會吃到腹脹難受才停止；

（3）即使不覺得餓也會吃下大量食物；

（4）怕別人看見自己吃太多，所以獨自進食；

（5）暴食後覺得自我厭惡，有憂鬱或嚴重的罪惡感。

雖然不會採取催吐、節食或其他代償行為，但仍對自己暴食的發生感到非常痛苦。

從體型上來看，暴食症的病人因為有代償行為的發生，大多會維持正常體重或稍胖，而狂食症的病人沒有代償行為，所以多半會合併肥胖症。

復食症候群與飲食障礙症的治療

飲食障礙症的治療，通常因身體與心理的併發症較多，而增加了處置上的難度與複雜性，幾乎都會合併行為治療、藥物治療、心理治療、家族治療與團體治療。行為治療部分，是為了去除進食行為帶給病人的焦慮，逐步修正其飲食行為，培養良好的飲食習慣；也可以配合自我肯定訓練、社交技巧訓練、放鬆訓練等，幫助病人減輕焦慮。

對於暴食症的病人而言，行為認知治療搭配抗憂鬱劑，通常都有不錯的效果；但藥物對於厭食症病人的改善卻有限，加上厭食症病人在門診治療的配合度上並不是很好，如果是病情嚴重的個案，例如體重迅速減輕、身體狀況已危及生命、有重度憂鬱及自殺傾向，或是門診治療無效者，一定要住院治療，先改善病人營養不良的狀況，並增加體重。

為厭食症病人補給營養時，要十分小心「復食症候群」的發生。它常見於癌症、慢性酗酒、手術後長時間禁食及厭食症患者身上，是當病人在開始進食時，因為體內的體液和電解質改變，而引起的相關併發症，例如：維他命不足、水腫、脹氣、肝功能異常、痙攣、凝血障礙（血小板缺乏）、神經肌肉問題引起的呼吸衰竭、電解質不均衡導致的心律不整及心肺功能失調等。

因此在復健過程中，應緩慢且循序漸進的補充營養，同時監測體內各項電解質指數和肝腎功能；進行治療時，如能詳細說明治療進展、提供相關病症的緩解方法，並注意復食症候群的發生，將有助於消除厭食症病人的焦慮，也能避免病人因生理上不適而中斷治療。此外，家庭治療對於厭食症也頗為成效，特別是正值青春期的個案。

除了醫療上的各種治療，教育病人控制體重的正確知識，以及節食、暴食、催吐可能造成的後果，都有助於從根本改善病人對身體形象的認知。有一部分飲食障礙症的病人，在治療過後病情得以緩解、好轉，但病情嚴重的患者，出院後症狀持續與再度復發的機率仍然很高。飲食障礙症是一種慢性病，特別是厭食症的預後比暴食症來得不佳，而節制型厭食症又比暴食型的復元狀況差，甚至有３０％～５０％的厭食症病患，可能轉變為暴食症。

以小艾的種種症狀看來，可以得知厭食症的情況已經非常嚴重，不僅體重遠低於正常標準值，偶爾的暴食行為也使她感到焦慮、有清除的舉動；另一方面，小艾有失眠、想法負面、情緒低落等情形，這些都是憂鬱症症狀的表現。

成長經歷造成小艾缺乏自信心，以及對外表感到自卑的人格特質，同儕的批評與嘲笑，更加深她對自己身體形象的關切，進而扭曲了正常的認知。再加上，小艾缺乏良好的家庭支持，在人際關係、情緒方面也有許多問題存在，比如她長期以美工刀自殘，藉以發洩心中的負向情緒；像這種自我傷害的行為，在青少年間也是常見的問題。雖然她並未出現自殺意念，但不能忽略自我傷害的行為，可能也帶著自殺衝動與死亡目的。

我們無法保證，小艾要花多少時間才能恢復健康，但慶幸的是，她的狀況及時被發現；只要越早接受治療，就越有可能扭轉原本偏差的認知，重新建立正確的飲食行為。

為體重煩惱的女孩們要了解，擠得進ＸＳ號的衣服遠比不過自信的微笑來得美麗，吃東西更是一件令人開心的事，而不應該讓它成為令人憂鬱、哭泣的壞事。

新手媽媽的悲歌
——產前產後憂鬱症

憂鬱程度 ☹☹

「哇～哇～～哇～哇～～哇～～」

嬰兒響亮的哭嚎聲從隔壁房間不斷傳來，讓小如覺得快要精神崩潰了！

從小孩出生後開始，這四個多月來，小如沒有一天能夠好好睡覺，除了半夜被哭聲吵醒，每天擠奶、餵奶的哺乳工作，以及生產後的身心俱疲，都讓她不想再多花時間陪伴兒子。為什麼這個孩子只會哭鬧？為什麼她一點都沒有當母親的喜悅？小如無法克制心中對自己小孩沒來由的厭惡感。

「囝仔餓啊，妳的母奶是用好嘸？」沒先詢問小如是否擠好奶，婆婆就冷不防推開門，讓她有些措手不及；抬頭一看，婆婆果然垮著一張臉，語氣也帶著不耐。

稍微理了理衣服，小如遞出僅裝滿一半的奶瓶給婆婆，婆婆臉色更不悅了，一邊碎唸這麼點母奶怎麼餵得飽她的金孫，一邊數落小如從懷孕期間開始，就不願意好好養胎、補身，現在才會連足夠的奶水都沒有。

聽婆婆翻起舊帳，小如胸口頓時湧上一股憤怨，眼淚卻不爭氣地在眼眶裡打轉，幸好婆婆急著去哄小孩喝奶，並未發現她的情緒有異。但短短幾分鐘的對話，早已讓她回想起為了懷孕生子，所承受的委屈與酸言冷語。

剛滿三十五歲的小如，三年多前與身為獨子的先生結婚，由於公婆抱孫心切，從婚後就不斷「暗示」夫妻倆快快增產報國，且務必是個「帶把的」男孫，以傳承他們家的香火。光是嘴上催促不夠，婆婆還四處打聽助孕秘方，時常燉煮各種藥材給小如喝。

只是，小如和先生的工作都較為忙碌、壓力也大，所以將近兩年的時間，小如都未能順利懷孕，中間也曾流產過一次。

遲遲盼不到好消息的婆婆，認為是小如沒有意願生子，開始變得疑神疑鬼，不但擅自翻查他們房內的物品，連小如丟棄的垃圾都要檢查，甚至會偷看兩人有沒有乖乖「做功課」。這使得小如的壓力更大了，對婆婆逼迫他們傳宗接代一事也甚為反感。

所幸，小如終於懷孕了，公婆和先生都十分欣喜，但她反而感到鬱鬱寡歡，怎麼樣也高興不起來；加上懷孕初期的噁心、嘔吐症狀影響，讓她食慾全無、睡眠不佳，還因此消瘦了幾公斤。婆婆擔心影響到胎兒的發育，竟然「規定」小如每日的飲食量，連向來溫和的先生也態度堅持地要她「好好吃飯就對了」，並未將她的悶悶不樂放在心上。

面對夫家重子不重母的各種行為，小如覺得自己的人生充滿身不由己的無奈，真是糟透了！而一切就是起因於肚子裡的寶寶，她越想越認為，這會是個帶來不幸的小孩，不應該將他生下來的念頭也逐漸出現在腦中滋長。於是，小如開始拒絕進食，不想將這個不幸的小孩帶到世界上，不想讓他出生在不快樂的家庭環境，和自己一樣過著被婆婆控制的生活。

小如激烈的舉動嚇壞了全家人，但任憑公婆與先生如何好言相勸或是出言威脅，她仍舊不吃不喝，直到出現了點狀出血的情況，才不得不被送往醫院安胎。

在住院期間，婦產科醫師察覺小如有情緒上的困擾，便照會精神科醫師前來看診，果真發現她罹患了憂鬱症，嚴重程度已危及自身與胎兒。醫師建議家屬，最好讓小如接受治療；經由專業的照護後，小如的情緒問題得到了控制，也平安產下小孩。

出院前，醫師叮嚀小如的家人，務必定期帶她返診，以預防產後仍有憂鬱情形發生。只是，小如的婆婆將重心都放在孫子身上；她的先生則認為小孩出生後，小如必能體會到當母親的喜悅，一改生產前的不快樂，加上忙於工作，因而輕忽了她的狀況。

公婆要求小如辭去工作，全心照顧小孩，但另一方面，婆婆卻又對小如的育兒方式多所挑剔，從擠奶、餵奶到換尿布、穿衣服等小事，無一不表示意見。小如覺得自己身心俱疲、十分痛苦，便開始拒絕照顧小孩，可是即便如此，心中那種想結束一切的感覺仍舊存在，而且越來越強烈。

直到某一天深夜，小如的婆婆在家中遍尋不著孫子，驚動全家人之後發現，小如竟帶著剛滿六個月大的嬰孩離家、不知去向；她的先生出門尋找，終於在不遠的河堤邊找到她。小如告訴先生，自己打算帶著孩子離開這個世界，但又捨不得他們之間的感情。聽了她的話，先生才意識到原來太太的憂鬱症並沒有痊癒，甚至已經到了有輕生念頭的程度，如果再晚一步察覺，就可能造成無法挽回的遺憾。

從產前到產後的憂鬱危機

新生命的誕生往往伴隨著喜悅，但對於剛分娩完的婦女而言，生產及照顧嬰兒的疲累、身分角色的突然改變，或是生理上的不適等，卻可能讓她們出現適應不良、沮喪挫折、情緒低落等心理變化，嚴重時也會導致產後憂鬱症的發生。正如案例中的主角小如，不僅深受產後憂鬱症的困擾，萌生自殺意念，在懷孕期間也曾由於憂鬱症狀拒食，進一步影響到自身與胎兒的健康。

婦女因產後憂鬱症而輕生、甚至攜子走上絕路的憾事，可說是時有所聞，也一再喚起社會大眾對產後憂鬱症的認知及重視。不過，產後憂鬱症並非只會在生產後的階段發作，事實上，有５０％的「產後憂鬱症」，其實發生於生產之前、也就是懷孕期間。產前憂鬱症的症狀雖然較產後憂鬱症來得輕微，發生的比率卻不比產後憂鬱症低，大約占了１０％左右、且越接近預產期比率越高；再加上，產前憂鬱症一樣可能對胎兒造成影響，處置上若需要使用藥物，也必須顧及胎兒的發展與健康。

懷孕生子是每個女人一生中的大事，這段時期無論身體的變化、心理的變化都十分劇烈，因此更需要另一半和家人的關心及理解；倘若在產前就已出現憂鬱的症狀，卻未及時發現或得到適當的治療，那麼病症很可能延續至產後、也會變得更加嚴重。就像小如在懷孕期間受到憂鬱症狀影響，開始拒食而導致出血、必須緊急安胎的情形，就代表她的憂鬱症程度並不輕微；但家人以為小如生下小孩之後，憂鬱情緒就會隨之消失，因而輕忽了她的心理狀況，也沒有陪伴她返診就醫，才會差點釀成大禍，不可不慎。

產前憂鬱的原因

分娩前後的憂鬱症約有一半發生在產前，只是由於症狀與產後憂鬱症相比較不明顯，因此容易遭到忽略。

產前憂鬱的症狀，主要表現在焦慮方面，或是由於焦慮所引起的失眠、擔憂、煩躁、食慾不振等；哭泣、心情低落等憂鬱情緒反而較少出現。

引發產前憂鬱症的原因，通常有以下幾項：

1、**孕期症狀或荷爾蒙變化**：孕期出現各種不適症狀，若程度較為嚴重，容易造成孕婦心情低落；加上受到荷爾蒙影響，孕婦的情緒起伏較明顯，如果發生重大事件或刺激，也容易引起較大的反應。

2、**曾經有過憂鬱症病史**：在未懷孕前曾經罹患過憂鬱症，或是先前懷孕時曾有過產前、產後憂鬱症的人，孕期發生憂鬱的機率也會增加。

3、**個性易感或首胎懷孕者**：個性較易緊張、擔心的孕婦，或是第一次懷孕的新手媽媽，都容易因為經驗不足、過度擔憂而產生焦慮。

4、**懷孕不在預期計畫中**：未婚懷孕、不在計畫中的懷孕，或是尚未作好懷孕的心理準備，都會對孕婦造成壓力與負擔，增加焦慮。

5、**缺乏良好的環境與情感支持**：家庭經濟困難、夫妻間感情不睦或面臨衝突、因懷孕而造成的職場危機（擔心懷孕即失業）等，都會增加孕婦的不安、煩惱與憂慮。另外，若伴侶與家人無法體恤孕婦的心情，或是未能在情感上給予足夠的支持，也會令孕婦感到孤單不安。

不少準媽媽因十分在意胎兒健康與否，常會感到莫名的不安、擔心，特別是產檢前夕或檢驗報告出現異常時。但過度焦慮，或是長期憂鬱、情緒起伏過大，很可能導致早期宮縮而早產；倘若因此睡不好、吃不下，也會影響胎兒的發展，造成胎兒發育遲緩、體重過輕。建議在孕期中遇到狀況或有任何疑問，都可詢問專業的醫護人員，避免不必要的恐懼。

此外，親朋好友的過度關心、干涉，有時也會造成孕婦的壓力，例如傳統禁忌的遵循與否、某些食物與飲品是否可以食用，或是一味希望孕婦多吃、多補，而忽略了其身體上的不適及心理上的感受，都是常見的狀況。建議以同理心來陪伴、理解孕婦的需求，不僅能減少孕期的情緒起伏，也提供了情感支持。

產前憂鬱症的治療

若在懷孕初期（前三個月），由於是胎兒神經、器官發育的關鍵時期，醫師會避免開設藥物，以免影響其發展；除非憂鬱症狀已嚴重干擾生活、或出現自殺意念，才會考慮使用較為安全的藥物，否則多半會採取心理治療、住院治療等較為緩和的方式。四個月後則較無用藥的疑慮。

想防止產前憂鬱的發生，除了放鬆心情、常保愉悅，以及家人的情緒支持與陪伴外，也建議孕婦要多攝取含有ＤＨＡ和ＥＰＡ的食物（ＥＰＡ因影響凝血功能，建議攝取含量勿過高，可以ＤＨＡ為主），如鮭魚、鮪魚、鯖魚等，或是含此成分的營養保健品。ＤＨＡ不但對胎兒神經發展有幫助，亦有助於改善情緒，ＥＰＡ則對抗憂鬱有不錯的效果。當孕婦自覺情緒欠佳時，也可使用心情溫度計來檢測目前的心理狀況。

產後憂鬱症的發生

產後憂鬱症的主要原因，來自於生產後體內荷爾蒙的急遽變化，生產時及產後的生理不適，以及照顧嬰兒所造成的作息紊亂、睡眠不足、壓力過大等。而引發產前憂鬱症的各種生理、心理與社會環境因素，同樣也可能引發產後憂鬱症；倘若懷孕時就已有憂鬱症狀、或是有過度焦慮的狀況，在產後更要小心憂鬱情緒的反撲，以免病症加重發作。

婦女在產後出現憂鬱情緒，一般通稱為「產後情緒障礙」，依其症狀的嚴重程度不同，可分為下列三種：

一、產後情緒低落（postpartum blues）

發生於產後第一週，約有50～80％的產婦可能經歷這樣的情緒狀態，症狀是：心情低落、感覺疲倦、容易想哭、易怒、失眠、頭痛等，也會擔心自己無法擔負照顧孩子的責任。不過產後的情緒低落多半是暫時性的，數天至兩週之內就會逐漸緩解；在這段時間內，家人應多給予產婦支持和鼓勵，並注意症狀是否持續存在。

二、產後憂鬱症（postpartum depression）

盛行率大約是10%左右，在產後六週內都有機會發生。當產婦憂鬱情緒的症狀得不到改善，就有可能從產後情緒低落發展為產後憂鬱症；除了原先的心情低落、疲憊、失眠等症狀外，還會出現食慾不振、注意力無法集中、對事物喪失興趣、出現罪惡感或缺乏自我價值感等症狀，甚至有自殺的念頭產生。

一旦產後的憂鬱情緒演變為憂鬱症，就必須接受專業的醫療協助，症狀可能持續好幾個月、或超過一年之久，嚴重時也會影響日常生活，無法獨力照顧小孩，需靠家人分擔照顧小孩的工作，並陪伴產婦定期服藥與返診。

三、產後精神病（postpartum psychosis）

是最嚴重的產後情緒障礙，發生率僅千分之一到千分之二左右，可以分為早發型與晚發型兩種。早發型於產後三週內發病，多發生在年紀較輕、第一次生產的婦女身上，症狀接近情感性精神病，預後較晚發型好。晚發型則於生產完三週後發病，多發生在經產婦（已生過一胎以上）、年紀較大，或是社經地位較低的婦女身上，症狀接近精神分裂症，預後較差。

產後精神病的症狀表現複雜，憂鬱、狂躁、譫妄及妄想都有可能出現，常見的症狀有：情緒激動與不穩定、哭泣、悲觀、罪惡感與無力感、失眠或不吃不睡、神智不清（無法準確分辨人事時地）、幻覺與幻聽、對新生兒有厭惡感或擔心新生兒死亡，症狀嚴重者還會出現自殺或殺害嬰兒的想法，或是被害妄想。

產後精神病的症狀發展迅速而嚴重，患者的自殺率與殺嬰率都很高，一定要盡快住院接受治療。曾經罹患過憂鬱症、躁鬱症及精神分裂症的人，產後精神病的機率也會隨之提高；而已發生過產後精神病的患者，下次懷孕的發病率更會提高至２０％～５０％。

如何預防及面對產後憂鬱

對生產後的婦女來說，輕微的產後情緒障礙雖然常見，但也不必過度擔心它的發生，可以在產前多接觸相關的心理衛生知識，了解產後可能發生的狀況及解決之道，有助於放鬆心情、避免不必要的焦慮。

另外，也建議不妨將產婦的心情狀態與產後的身體調養，共同納入產後恢復的一環。中國文化自古以來十分重視婦女產後的調養，深信月子坐得好壞與否，對日後的身體健康有極大影響，也有許多必須遵守的禁忌與規則。其實產後不僅身體需要充足的休息和調整，精神上也亟需調適和喘息的空間，尤其產婦為了哺育嬰兒，睡眠時間多半非常短暫，因此提供實質的幫助與情感支持，對她們來說是最重要的。

在此提供幾個建議給產婦及其家人們：

●產婦應學習適度休息、適時反映情緒

由於照顧新生兒極為耗費體力，產婦可以利用嬰兒睡眠時適度休息，避免過於疲憊及睡眠不足。每天不妨撥出一小段時間獨處，出門散步或是做自己喜歡的事。若有情緒低落或感受到壓力時，也應適時對另一半或家人表達自己的想法；另外，跟其他產後媽媽交流分享心情和育兒經驗，也能得到更多的幫助。

●產婦應放鬆心情、不過度自我要求

有些婦女對自我的要求較高，若在照顧嬰兒時遭遇挫折，例如：母奶量不足、寶寶哭鬧不停，或是新生兒有健康狀況等，往往容易自覺挫折與愧疚；特別是第一次生產的新手媽媽。要知道，沒有人天生就懂得當母親，試著放鬆心情、切勿一味自責，必要時請家人或專業人員協助，一起找到解決問題的方法。

●家人以同理心思考、傾聽

產婦的情緒問題，其實有一部分來自於家人過度主觀的關心，反而讓她們失去了做自己的空間；或是在照顧嬰兒方面的觀念發生衝突，令她們感到不受尊重。建議家人可以試著多站在產婦的立場思考，當發現她們心情低落或有情緒產生時，應先體諒她們的辛苦，再進行溝通及傾聽她們的想法，並給予支持。

●家人協助分擔家中工作與嬰兒照顧

睡眠不足與失眠，常是影響情緒的主要生理原因，為了讓產婦有足夠的休息和體力，家人可以協助分擔家中的清潔工作，以及部分照顧嬰兒的工作。許多婦女會在產後頭一個月住進專業的月子中心，不僅能減輕家人的工作分擔，也有護理人員協助新手媽媽學習各項嬰兒照護的方式，是不錯的選擇。

●發現問題時，尋求專業協助

若產婦的情緒問題持續超過兩週以上，而且一直未獲得改善，請一定要尋求專業的醫護人員協助。在照顧新生兒、或是哺餵母乳等方面，如果有疑慮或與家人意見不合，也可以請教專業人員，或請他們代為與家人溝通，都能減少育兒上的挫折感和衝突，也有助於維持情緒的穩定。

小如在產前已飽受公婆求子期待的壓力，又因婆婆的種種窺探隱私的行為、以及夫家重男輕女的觀念，對於懷孕生子一事產生了排斥的心理反應，以致於懷孕後反而悶悶不樂。而小如的先生與家人，並未給予她良好的情緒支持，夫妻間也缺乏溝通，最終導致了產前憂鬱症的發生，甚至產後也沒有規律返診，引發更嚴重的產後憂鬱症。

像小如這樣受婆媳或婚姻問題困擾的婦女並不少見，倘若又遇上妊娠前後情緒起伏較大，生理與心理相互影響，憂鬱發生的機率自然也會增加。想避免產前及產後憂鬱症，最重要的還是在懷孕前做好相關的心理建設，並對憂鬱情緒的症狀有一定的認知，才能及時尋求專業協助。

刀鋒上的藍色少女

——躁鬱症（雙相情緒障礙症）

憂鬱程度 ☹☹☹

凌晨，小玉拖著疲倦的身軀從床上爬起來，才走出房門，就聽見外頭傳來爸媽低低說話的聲音。

「社工說，如果不把小君送去戒毒，她以後的人生就完蛋了。可是，我們現在哪有錢可以付勒戒的費用……」

「那妳就想辦法叫小玉快去上班啊！她都躺在家裡不知道幾個禮拜了，工廠的領班不是一直來催？她要是再蹺班，我看人家也不想請她了。」

原來，爸媽是在討論就讀國中的妹妹，被發現吸毒需要送勒戒所的事，還有她最近沒去工作的問題……

自小玉有記憶以來，「錢」對他們一家人而言，似乎是永遠擺脫不了的煩惱。爸爸四處打零工、媽媽在工廠上班，光靠兩人微薄的收入，根本無法養育三個就學中的女兒；因此小玉才讀到高三上學期，爸媽就希望她輟學，跟著媽媽到工廠賺錢，幫忙負擔家計，好讓兩個妹妹能順利讀完高中。

小玉雖然覺得很不公平，但她的學校生活一點也不快樂，因家境窮困，常常遭到同學們的嘲笑；爸媽忙著四處賺錢，小玉還得負責照顧兩個妹妹，沒有朋友可以訴苦，也從來沒有人會主動關心她。一開始，她總是偷偷躲進廁所哭、夜晚則躲在被窩裡暗中啜泣。由於常常沒什麼食慾，她經常整天只吃一個麵包；腦袋記不住老師教的內容，上課時乾脆放空，她就像具行屍走肉般，生活空虛。

後來，小玉發現了一個方法，似乎能「釋放」心中的絕望與悲傷，那就是拿美工刀，在手臂上劃出一道又一道細細的傷口。每次看著鮮血緩緩冒出來、伴隨著輕微刺癢的痛楚，就有種自己還「活著」的感覺，又升起了一點點生活下去的勇氣。此外，她經常會想：「要是死掉了，會不會比較快樂？」

過了一學期，有次小玉送東西到輔導室，手腕上的傷痕引起了一位陳老師的注意，發現了她的狀況，並告知小玉的爸媽。陳老師陪著她去精神科就診，小玉得知自己罹患了「憂鬱症」，一切不開心的感受、傷害自己的行為，原來都是因為她的心生病了的關係。經過幾個月的服藥與回診，小玉的情緒逐漸好轉，雖然她在班上的人際問題仍然沒有改善，但她已經不會再衝動拿起美工刀了。

升高二的暑假，小玉到速食店打工，認識了一個名叫阿民的男孩，兩個人很快展開交往；小玉怕阿民發現自己得過憂鬱症的事，沒再吃藥也不敢回診。自從和阿民在一起之後，她覺得自己越來越樂觀、自信，話也多了起來。

阿民常常在打完工後，騎著機車載她四處遊蕩，就這樣一路玩到天亮；小玉最喜歡乘著機車呼嘯而過時，恣意亂罵路上的行人，或是在買東西時刁難店員，來發洩她在學校累積的不悅情緒。

有一次，小玉跟阿民大吵了一架，回家後竟又衝動地拿起美工刀，朝手腕狠狠劃了好幾下；從那天之後，她似乎又回到高一時那種受憂鬱所擾，每天哭泣、想死，吃不下飯也睡不著覺的日子。

委靡了好一陣子，小玉擔心自己是不是又生病了，便偷偷跑去另一家醫院看診，精神科醫師說是躁鬱症，連她先前自覺好轉的狀況，也是一種不正常的狀態；她聽了很不能接受，只拿了一、兩次藥就沒再去。

她心想，只要和阿民交往順利，一定可以恢復先前快樂的樣子。只可惜，後來小玉被迫輟學、到工廠上班，跟阿民見面的時間漸漸減少，而阿民似乎也再難忍受她捉摸不定的情緒變化，就以要專心升學為藉口，向她提出分手。

失戀讓小玉很痛苦，開始無心工作，也常常疲累得起不了床。看到爸媽煩惱妹妹吸毒的事，沒有時間再管自己，也讓她感到很自責、內疚，想離開這個世界的念頭又浮現在腦海了……她覺得就這樣死去也好，至少不需要再面對有時大哭、有時大笑，彷彿兩個不同人的自己。

妹妹小君進入勒戒所後，偶爾到家中探訪的社工發現了小玉的狀況，便帶她前往就醫，並鼓勵她規律服藥與就診。在社工的轉介安排下，小玉暫時住進了康復之家，接受一些工作上的訓練。現在，藉著藥物的輔助，小玉的情緒得到良好的控制，而她也在完成高中學業後，找到了適合的工作，重新展開自己的人生。

躁與鬱：情緒翹翹板的兩端

小玉是一名躁鬱症患者（又稱為雙相型情緒障礙症），且合併有以美工刀自我傷害的行為。若細究小玉躁鬱症發生的原因，除了天生體質的可能因素，不難看出是遭受同儕霸凌的關係，加上極其匱乏的家庭支持，缺乏父母關懷，才讓她選擇以不恰當的方式來宣洩情緒。

從她的例子我們知道，小玉第一次發病是在十六歲，而那時醫師所作的診斷是憂鬱症；但是，當她一年後再度就醫，另一位醫師卻說是罹患了躁鬱症。為什麼才相差不過一年時間，卻被診斷為不同的疾病？憂鬱症與躁鬱症的差別在哪裡？

憂鬱症的診斷與治療都屬於長期性，所以一旦病人的症狀出現了變化，就有變更診斷的可能性，因為不同的精神疾患，用藥和治療方式也會隨之不同。一個精神科病人終其一生，也許只會有一種疾病的診斷，也許會數度變更好幾種疾病的診斷，沒有規則可循；但值得注意的是，如果發病年齡很早，卻沒有好好控制及追蹤，那麼復發的機率就會隨之提高，症狀也會越加劇烈。

小玉也是一個發病年齡很早的個案，因為沒有規律服藥及返診，導致她不到一年的時間就有復發的狀況，但醫師之所以變更診斷的原因，是在小玉兩次憂鬱症之間，出現了「躁症」的症狀。

「躁」相對於「鬱」，是兩種截然不同的症狀表現，處於躁期（mania）時情緒亢奮、高漲，處於鬱期（depression）時情緒低落、抑鬱，彷彿翹翹板的兩個端，一端上揚、另一端就下降。

大多數躁鬱症患者會交替經歷躁期與鬱期，導致情緒起伏過大、難以調適，倘若症狀嚴重，就會影響到生活及社會功能，並對周遭的人造成困擾；假使患者出現幻聽、幻視或妄想等精神症狀，而躁症的症狀又較不明顯，還可能被誤診為思覺失調症，增加確診的困難度。

躁鬱症在精神病學上的正式名稱為「雙相型情緒障礙症」或「雙極性情感疾患」（Bipolar disorder），與憂鬱症同屬情感性疾病的一種，盛行率約在1％～2％之間，男、女性的發生比例相差不多，發病年齡通常在二十五歲前後；青少年的好發年齡可能早至十八歲、甚至更早，稱之為「早發型躁鬱症」。而且，躁鬱症患者也常合併有物質濫用、焦慮症等狀況。

關於躁鬱症的病因，目前尚無明確的定論，但可確定與遺傳、體質、環境壓力、大腦神經傳導物質的分泌異常有關；某些時候，抗憂鬱劑的藥物作用也會引發躁症出現，但遇到這樣的情況，就要懷疑先前的診斷是否錯誤，或病患本身為雙相型體質，因藥物誘使其症狀發生。

躁症、輕躁症的區別

無論是雙相型的躁期或鬱期，在發生症狀的項目數、持續時間上都必須符合診斷標準，才能認定為是躁症或鬱症發作；而躁症依其症狀強度不同、是否影響生活功能和他人，又可區分成躁症與輕躁症兩種。根據DSM-5的診斷標準，躁症發作必須符合以下四項準則：

一、有一段明顯的情緒困擾時期，幾乎整天情緒高昂或易怒，且精力旺盛、不斷保持活動狀態，如此持續至少一週的時間，而且每天都是如此。

二、在情緒困擾時期，出現下列症狀（至少三項或更多）：

1、自我膨脹、展現過度的自信、樂觀。

2、睡眠需求降低，只睡幾個小時就體力充沛。

3、比平常更多話，滔滔不絕，停不下來。

4、思緒很快，腦筋動個不停，冒出一大堆想法或計畫。

5、注意力不集中，容易受到外在影響而分心。

6、熱中於有目標的活動或行為（如工作、性行為、政治或宗教活動），或是無意義的干擾、挑釁等激躁、精神激動的行為。

7、過度從事自己能力不及的行為，因而造成痛苦或傷害（如瘋狂購物、濫用藥物酒精、冒險活動等）。

三、情緒困擾的症狀已經嚴重影響當事者的社交及工作（生活功能損害），或是需要住院以防傷害自己和他人，甚至已出現攻擊、妄想、幻覺等精神病症狀。

四、症狀發生的原因與物質（如濫用藥物、醫藥或其他治療），或其他醫藥的生理效應影響無關。

輕躁症與躁症一樣，在發作期間，周遭的人可以明顯察覺患者個性與舉止上的改變，例如：情緒高昂、體力和精神極佳、靈感充沛、喋喋不休等，都是常見的症狀，診斷的標準也與躁症大致相同。不同的是，輕躁症雖然會引起患者的情緒及功能改變，但症狀未嚴重到影響他們的社交和工作（生活功能損害），也未對他人造成困擾；還有，只要情緒狀態改變，持續至少四天的時間，就可視為輕躁症發作，這也是另一項異於躁症的判斷準則。

躁症或輕躁症的患者因缺乏病識感，往往不會覺得自己的行為異於平常，所以主動求診的比例偏低，經常是發作時過度干擾旁人或已造成患者痛苦，家人才察覺情況不對，帶他們前來就醫。就症狀表現而言，輕躁症不像躁症有明顯脫序的言行，即便看得出患者個性改變，也不會讓人覺得他們生病了！但危險的是，若輕躁的狀態未能治療改善，便惡化為躁症的可能。

鬱症的診斷標準與躁鬱週期

相對於躁期，鬱期對雙相型情緒障礙的病人來說，猶如一座高山邊緣的低谷或深淵，因為從躁期到鬱期的轉換，很可能發生急遽且毫無預期，情緒懸殊的高低落差，往往令他們的身心飽受衝擊，增加正常生活與工作的困難。

鬱期的症狀表現，其實與憂鬱症無異，因此躁期或輕躁期的出現，是臨床上必須審慎留意之處，以利醫師作後續的診斷治療。其鬱症發作的診斷標準，須符合以下三項準則：

一、在兩週之中，同時出現下列症狀達五項或更多（幾乎每天發生，自我能感覺到或旁人能觀察到），至少需包含第一項或第三項其中之一，並且造成功能改變。

1、整天處於憂鬱情緒中，如感覺悲傷或空虛、容易哭泣（孩童跟青少年可能表現為易怒）。

2、整天明顯對所有活動失去興趣或愉悅感。

3、體重明顯減輕或增加，或者幾乎每天食慾減少或增加。（一個月內體重改變超過5％）。

4、失眠或嗜睡。

5、出現突然激動的情緒及行為，或是遲緩的情緒及行為。

6、感覺疲倦或無精打采。

7、覺得自己毫無價值感，或是有很深的罪惡感。

8、思考能力和專注力降低，或是猶豫不決。

9、反覆的想到死亡，出現自殺意念、自殺計畫或是自殺舉動。

二、症狀已經影響到生活、工作、人際關係，或造成其他方面的功能損害。

三、症狀發生的原因與物質、或是其他身體疾病的生理效應無關。

大多數的雙相型情緒障礙，都會經歷鬱期及躁期的交替發作，僅少數患者有只發作過一次躁症、終生便不再出現的狀況；躁期和鬱期的發作之間，則是症狀緩解的正常狀態，但仍有一部分患者會有殘餘的症狀，即從躁期或鬱期到完全緩解之間，會有一段輕躁或輕鬱的過渡。輕躁期或輕鬱期時，亦可能情緒起伏輕微或僅表現為身體症狀，連患者自己也未察覺。

由於各人體質不同，每個患者的躁鬱週期都不盡相同，沒有一定的規則性。倘若躁症與鬱症快速交替發作，在一年內多達到四次、甚至更多，就屬於快速循環型的雙相型情緒障礙；這類型患者的比例約占雙相型情緒障礙１０％，女性多於男性，也較無明顯的正常緩解期。

此外，在季節性明顯或溫度變化大的地區及國家，躁症或鬱症也會有其好發的季節，例如春天好發躁症、秋冬好發鬱症；舉凡季節變化、交替之際，精神疾病的好發率確實較高，此時不妨對病人多加留意關懷，有助於預防疾病的復發。

躁鬱症的治療

躁鬱症是一種需要長時間服藥與追蹤的慢性疾病，在治療上，多以藥物治療為基礎，心理治療、行為治療、家庭治療等其他方式為輔，只要患者的病情得到穩定的控制，大多都能維持正常的社會功能及生活，因此，及早求助醫療是十分重要的事，千萬不要諱疾忌醫，反而造成病情加劇。

治療躁鬱症所使用的藥物有：情緒穩定劑、抗癲癇藥物和抗精神病藥物。

情緒穩定劑能穩定患者起伏的情緒，預防躁症發生，其中又以鋰鹽（Lithium）最常使用；對大多數患者來說，鋰鹽都能有不錯的效果，少數反應不佳的患者，可搭配抗癲癇藥物如帝拔癲（Depakine）、癲通（Carbamazepine）等使用，亦有控制躁症的效果。由於鋰鹽達到有效治療的血中濃度，至少需要三週左右的時間，因此在處置急性期的病患時，會合併給予抗精神病藥物、鎮定劑、安眠藥等，幫助快速緩解急性症狀。

不過，服用鋰鹽必須定期檢測體內的血中濃度，因為濃度過低會使療效無法發揮，濃度過高也可能產生副作用、或有過量中毒的危險。鋰鹽常見的副作用有：噁心嘔吐、體重增加、疲倦、頭暈、手抖、頻尿、口渴、腹瀉等，少數服用者會引起甲狀腺機能低下；過量中毒則可能導致中樞神經系統異常、影響腎臟功能等。

除了躁症的治療及預防外，患者在鬱期的鬱症治療，也會搭配抗憂鬱劑使用；但要注意的是，抗憂鬱劑可能會誘發某些患者的躁症出現，或是造成躁鬱週期加快。其實，無論何種藥物都有過量中毒的危險，以及可能產生的副作用，因此在服藥治療期間，一定要規律的返診追蹤，與精神科醫師密切配合，如有狀況才能及時反應、調整用藥或治療方向，將副作用的影響減到最低。

藥物治療對躁鬱症有很好的效果，但不少患者因缺乏病識感，並不認為自己生了病，甚至喜愛躁期活力充沛的感覺，因而不願意遵從醫囑服藥，此時就需要輔以心理治療或其他行為療法，協助患者及其家人建立正確的心理衛生觀念，更健康且積極的面對疾病。

長期、持續性的治療，對於躁鬱症狀的控制，絕對遠比斷斷續續的治療要來得有效。雖然，躁鬱症即使不就醫、不治療，平均六個月左右也會逐漸緩解、恢復正常，卻也必須承受症狀對生活帶來的影響，以及不斷復發、躁鬱週期加劇的可能性，嚴重時更有自殺喪命的風險。所以，「規律服藥、定期返診追蹤」是躁鬱症治療的最高準則。

戰勝躁鬱，掌握人生

不論年齡、性別，或躁鬱週期的頻率長短，縱觀所有躁鬱症患者的病程，就像是一座左右忽高忽低的翹翹板，不斷在躁、鬱兩端尋求平衡；若是一直得不到穩定的控制，那麼這座翹翹板，最終也會在激烈的擺盪中傾倒。

在臨床上，像小玉這樣年紀輕輕的患者，並不算少數，如果因精神疾病緣故，失去了未來數十年的大好人生，無法再回歸正常社會，實在令人惋惜。

長久以來，躁鬱症患者深受社會汙名化的誤解、大眾的歧視眼光，常將他們的症狀與「神經病」劃上等號。但只要病情控制得當，保持情緒穩定，大多數患者都可以正常地工作、生活。例如許多才華洋溢的藝術家與名人，如音樂家貝多芬、作家海明威、物理學家牛頓、總統林肯等，都被認為患有躁鬱症，一樣可以在專業領域中有良好的表現。

雖然躁鬱症悄悄潛伏在患者的身邊，但只要學會與它和平共處，加上精神醫療的強力後盾，躁動的心也能走出藍色的陰影，踏著平穩的步伐，迎向未來。

無法按下的停止鍵

——強迫症與憂鬱症

憂鬱程度 ☹☹

偉奇從小就品學兼優，成績總是名列前茅，最讓父母感到滿意的是，從來都不用盯他功課或要求他努力讀書，因為完美性格的他，對自己的成績十分在意，只要考不好或比之前差一、兩分，就會更認真學習。由於勤奮用功的關係，偉奇的求學之路走得十分平順，高中、大學都考上心目中的理想學校，畢業後也到知名的大公司上班，擔任資訊工程師。

偉奇要求完美的個性，也反映在工作上，他經常會不斷思考自己做得對不對，有沒有什麼地方做得不夠好？反覆考慮的結果，有時反而會耽誤到其他同事的作業，讓進度落後，同事們也常對他感到不諒解。

不只在公事上深思熟慮，他連自己的人生大事他也是一再考量，因此到了四十多歲才結婚。偉奇跟太太結婚不久，在生活上其實有不少的摩擦，加上年紀不小了，太太想早點生兒育女，偉奇卻說要好好考慮，因為生小孩會為生活帶來許多不可知的變化。原本夫妻之間的小衝突，讓兩人之間的相處氣氛變得不太好，最近房子裝修，更讓兩人之間的關係陷入冰點。

原來，偉奇跟設計師討論之後，想把家裡的廁所移位，但等到工人開始動工了，每天在家裡敲敲打打，他卻十分擔心房子的結構改變會垮下來，腦海裡不斷重複出現梁柱掉下來的畫面，偉奇整天神經兮兮地不斷反覆想著：「會垮下來」、「我很怕死」、「我覺得我會死」。

公事加上跟太太相處的問題，以及對房子裝修的不安全感，一切變化都超出偉奇的預料，使得他的心情非常低落，食慾減退，還出現失眠的狀況，甚至無法走出家門去上班。偉奇這些行為反應看在太太眼裡，實在是太不合常理了，她無法想像，這些芝麻綠豆的小事，為何會嚴重影響到先生的生活？甚至讓他覺得活不下去了呢？

強迫症 無法克制自己的思想與行為

提到強迫症，一般人可能會想到電影裡曾出現過的劇情：患者一直不斷強迫自己洗手或洗澡的畫面。在我們臨床的個案中，的確曾出現患者在家洗了三個小時的澡，最後被家人趕緊送來醫院的案例。

「obsessive compulsive disorder」是指強迫症，病患會重複同樣的動作（compulsion）或想法（obsession），例如過度要求次序，因此一直將東西擺放整齊、重複洗手、檢查瓦斯、門鎖關了沒。如果從學理上來解釋，強迫症也是跟大腦相關的疾病，它跟血清素及多巴胺分泌失常有關。

強迫症病患最典型的症狀，就是明知道自己想法好像不太合邏輯，家人也指出想法有問題，但就是會反覆、沒有辦法停止地這樣想或這麼做。強迫症跟妄想的區別在於，妄想聽起來是超乎正常世界的想法；但強迫症的想法雖然不合理，跟現實生活是比較沒有脫節的。

雖然知道不合理的想法，反覆且自然而然地侵入患者的腦海裡，這樣不對，但就是無法擺脫。

在門診中，曾出現一個令人印象深刻的案例。有一位在醫院工作的男性，因為年紀漸漸增長，經常利用健檢來驗血糖或癌症等指數，只要檢測出來的數值有些微變化，哪怕只有增加一或二而已，他也會非常在意。雖然自己也是醫療人員，明白健檢指數代表的意義，但他就是忍不住像帶著放大鏡般檢視這些數據。因為發現自己腎臟有些問題，他對食物變得十分挑剔，甚至每天吃進嘴裡的肉都小心翼翼地稱重，生怕多吃進一公克。為了嚴格控管飲食，他包下了五星級飯店，要廚師每天依照他的指示來烹調餐點。一段時間過後，腎臟檢查顯示他的健康狀況並沒有好轉，他認為是廚師烹調時肉的重量稱得不夠精準，氣得破口大罵！最後經過精神科醫師的治療後，他的情況已經好轉，不再對飲食斤斤計較。

強迫症的治療

一般來說，強迫症不會自己好轉，甚至可能會越來越嚴重，因此一定要治療。大部分強迫症的個案都有非常明顯的焦慮跟痛苦，病程一久，大多會合併無助、無望感、憂鬱症或自殺風險。美國在二十世紀初有位富翁，十八歲時即繼承了家業，終其一生成為同時兼具飛行家、工程師與電影製片家等多重身分的傳奇人物；然而，由於從小深受母親恐懼疾病、過度要求清潔的影響，加上幾次重大的頭部創傷，他在三十幾歲時，即苦於強迫症與細菌畏懼症，長年深受症狀折磨，即便有好幾個僕人伺候、事業也都一帆風順，最後卻因深信空氣中充滿細菌、長期害怕出門、大量服用止痛劑、不吃不喝，死在家中，享年七十歲。

一般而言，強迫症的治療會先使用抗鬱劑，醫師會視情況來調整藥物的類型及劑量。一開始提到的個案偉奇，因為合併有嚴重的焦慮症，屬於焦慮跟痛苦交織而成的心理狀態，這是讓家人覺得比較困擾的地方。在住院期間，他還是反覆地檢查插頭，生怕會漏電、會有危險，內心總是充滿不安。

除了藥物之外，過去二十年間，美國UCLA的傑佛瑞・舒茲博士（Dr. Jeffrey Schwartz）也發展出強迫症患者的認知行為自我療法，即著名的「四步驟療法」（Four Step Method），以利患者自我學習管理與控制強迫症症狀。

●步驟一：再確認（Relabel）

首先要建立病識感，也就是第一步要先自我覺察，確認是強迫症的想法與行動。「啊，我怎麼又在重複相同的事！」、「我怎麼強迫自己又在想那些事！」……當病患確認這樣的想法後，必須認知到這是一個大腦的疾病，叫做「強迫症」。

●步驟二：再歸因（Reattribute）

有了對於強迫症症狀的體認，接著嘗試重新歸因症狀的導因，理解這是因大腦神經傳導物質分泌不平衡所導致的問題，告訴自己"這不是我導致的症狀，這是因為強迫症而導致的症狀。持續提醒你自己大腦所發出的錯誤訊息並不是真的，結合步驟一不斷學習正確辨識所謂不合理的想法及其導因。

●步驟三：再轉移（Refocus）

此步驟是扭轉想法與改變行動的關鍵步驟，你可以學習轉移自己對於重複且強迫的想法或行為的注意力，透過聽音樂、離開現場走到別處、打電話給朋友，或玩數獨遊戲等方法，嘗試阻斷或轉移強迫症症狀。即使只有短暫的幾分鐘，成功轉移掉強迫性想法或者抗拒掉強迫行為，這些技巧都會產生關鍵性的改變。

●步驟四：再評價（Revalue）

經過前三個步驟不斷的練習，你可以開始重新評價自己的想法與行為衝動，檢視自己在心理與行為上的改變，持續提醒自己這是強迫症導致的結果，擬將能擺脫惱人的強迫症症狀困擾。

強迫症患者會不斷出現重複性的想法及舉止，藉由專業的治療及自我的努力，有助於按下患者及時按下「ＳＴＯＰ」鍵，讓身心不再被強迫性的想法及動作所控制。

忘了記憶，還是眼淚？

——失智症與憂鬱症

憂鬱程度 ☹☹☹

「媽，妳瓦斯怎麼又忘了關？我不是叫妳別燒開水嗎？」筱青下班回家後，看見瓦斯爐上已經被燒得焦黑的水壺，忍不住嚇出一身冷汗。

六十多歲的陳媽媽，去年開始出現忘東忘西的現象，像是炒菜忘了放鹽巴，出門忘了帶鑰匙，有時連錢包放在哪裡也不記得了。原本家人以為她只是年紀大了，記憶力逐漸衰退，因此也沒太在意。沒想到最近陳媽媽的「健忘症」變得更加嚴重，經常連自己已經洗過澡了都不記得，整晚一直吵著要洗澡。最令人擔憂的是，她還出現妄想的情況，老是懷疑外勞偷她的錢，除了大聲斥責之外，還會出手打人。經常被栽贓的外勞，受不了身心一再的折磨，趁著沒人注意時偷偷落跑了。

陳媽媽的言行舉止讓家人非常困擾，筱青認為應該是失智症造成的，因此想盡辦法要帶她去看醫生。但無論如何威脅利誘，老人家就是不肯去。陳媽媽異常的行為越來越誇張，除了不斷責怪先生在外面有女人之外，還懷疑飯菜被下了毒，說什麼也不肯吃，百口莫辯的陳爸爸經常被她氣得說不出話來，兩人的關係也陷入緊張之中。

眼看著家中氣氛被搞得烏煙瘴氣，筱青下定決心帶媽媽去就醫，跟爸爸討論後，聯手騙媽媽說要帶她出去找朋友玩，才順利將她帶到醫院。

醫師一聽完陳媽媽的症狀，一開始也懷疑可能是阿茲海默症造成的失智，但經過腦波檢查及斷層掃描後，發現除了記憶功能有障礙之外，生理上並沒有任何異常。醫師花了不少時間跟陳媽媽及家人談話，懷疑造成失智的並不是阿茲海默症，而是憂鬱症。

原來，陳媽媽的兒子去年癌症過世了，讓她一直處在白髮人送黑髮人的悲哀和憂鬱的情緒裡。沒想到不久後筱青又離婚，並且搬回家裡住，兒女們不順遂的遭遇，讓身為媽媽的心情一再跌入谷底，甚至已經演變成憂鬱症而不自覺！

陳媽媽失智的情況在轉介精神科，並且服用抗憂鬱藥一個月之後就獲得好轉。現在她的腦袋又開始變得靈光了，心情也比之前好多了，家中的警報解除，生活又再度恢復了正常。

憂鬱症造成假性失智

失智是由於腦部退化所造成的，提到失智症，一般人會想到老人家記憶力變糟、忘東忘西，比較有概念的人，可能會知道是因為阿茲海默症造成的大腦退化，或腦中風、腦部外傷、腦瘤、腦部缺氧等引發的後遺症。不過，不管是哪一種原因引起的失智症，大部分早期症狀都像憂鬱症，因為智能退化會造成情緒反應變差、腦功能減退及認知功能下降，跟憂鬱症非常類似。相反地，憂鬱症也是造成失智症的原因之一。憂鬱症的病患因腦中血清素變化的關係，會影響到大腦的功能，可能造成認知功能障礙、記憶障礙、注意力不集中等現象，跟失智症的情況類似。

在憂鬱症病患中，經常會有類似記憶力變差的狀況，雖然不至於像老人失智那麼嚴重，但可能會出現剛剛說什麼、做什麼突然就忘記的情況。

很多人認為失智症是老人的專利，但如果是因憂鬱症而引起的失智現象，也可能出現在年輕人及中年人身上。有些憂鬱症情況較嚴重者，看起來也會像失智，若再加上使用安眠藥等藥物，會讓記憶力衰退的情況變嚴重。因此當病患同時出現憂鬱症及失智症的狀況時，我們會經由鑑別診斷，例如腦波及神經檢查，以判別是屬於腦退化造成的失智症，或是因憂鬱症引發的「假性失智（pseudo-dementia）」。

憂鬱症跟失智症看似不相關，其實兩者之間有著許多關聯。憂鬱症所引發的記憶力障礙並非真正的失智，通常經由藥物治療後情況就能獲得控制及改善，如果親友中出現因憂鬱、壓力所引發的假性失智，除了多關懷及陪伴之外，也應協助其尋求專業治療，才能真正解決問題。

當愛離開之後

——老年憂鬱症與哀慟反應

憂鬱程度 ☹☹☹

「啊——！」近午時分，寧靜的巷弄間傳來了驚恐的尖叫。發出聲響的是巷口附近的一間二樓民宅，隔壁屋主恰巧沒有上班，聽到尖叫聲後，便走出大門察看：只見對面的陳老先生家中門戶敞開，而陳老先生的二媳婦跌坐在地、神情像是被什麼給嚇到似的。

隔壁屋主抬頭一看，立即發現事情的嚴重性，因為陳老先生上吊自殺了！兩人手忙腳亂地將老先生拯救下來，救護車也抵達了，於是，立刻被送往醫院急救，最終總算保住一條性命。

自從妻子四個多月前因癌症逝世，七十七歲的陳老先生就一個人獨居在台北，他的三個兒子都已成家立業，沒有與父親同住。雖然住在台中家鄉的二兒子，曾經希望接父親過去一起生活，卻被陳老先生以不想離開目前住的地方為由拒絕了！幾番折衷之下，只好暫時由借住在娘家的二媳婦過來照顧。二媳婦每日中午會來送飯，並簡單打掃家務，陪他聊聊天到下午才離開。

這幾個月來，陳老先生變得不愛出門，夜晚失眠、睡得不安穩。有幾次他曾經感嘆地說，太太走了以後，自己在這世間已經沒什麼好牽掛的了，不如跟她一起走。這樣的話聽起來有些令人擔憂，但家人覺得父親只是因為剛失去妻子，需要一段時間調適，沒想到他居然真的想不開。

在急診處理過外傷之後，陳老先生被轉入了精神科。醫師與家屬談話後得知，陳老先生曾經於十年前罹患過憂鬱症，當時曾到地區醫院的精神科就診，只是服藥與返診時間不規律，後來也就不了了之，因而確定這次的狀況是陳老先生的老年憂鬱症復發。

談起父親十年前的憂鬱症，二兒子表示：那年母親被診斷出大腸癌第三期，醫師評估大概只剩五年的存活率，身體狀況不是很理想，父親知道後，收掉家中的店面，全心照顧母親。父親是個強勢的大男人，除了賺錢養家，從未做過任何家事，一直以來都由母親打理家中瑣事。

父親覺得自己有責任守護辛苦了一輩子的母親。剛開始照顧母親的前半年，他除了醫院哪裡都沒去，情緒變得低落、經常失眠、食慾很差，後來甚至引發了憂鬱症，必須就診治療。家人都看得出來，父親不習慣沒有工作的生活，而且一邊照顧母親，一邊學著做各種家事，更加勞心傷神；因此提出聘請看護的建議，可是他仍堅持要由自己照顧。

過了一年，母親的病情逐漸穩定，父親開始每天快走運動，生活也變得規律正常，負面情緒似乎越來越少，慢慢從憂鬱中恢復。雖然沒有繼續回精神科看診，但大家都覺得父親的憂鬱症已經好了，便放下心中的大石頭。

在了解陳老先生憂鬱症初次發作的經過後，醫師告訴他的家屬，待他出院後，不能再一個人獨居了！因為，陳老先生不僅出現自殺意念、也有實際行動，憂鬱症復發的狀況十分嚴重。在治療的這段時間，是自殺成功率最高的危險期，家屬一定要多注意陳老先生的行為，最好隨時有人陪伴著他。

只可惜，二媳婦目睹公公自殺經過飽受驚嚇，表明無法與父親一起生活；但大兒子長期在國外經商、小兒子也忙於工作，照顧上有難度。最後，他們決定賣掉陳老先生獨居的住所，先將陳老先生送至安養院暫住，然後物色二兒子家附近的房子，就近照顧。雖然陳老先生捨不得離開與妻子生活多年的家，卻也羞於面對原本的街坊鄰居，只好勉強接受晚輩們的安排。

老年憂鬱症的發生原因

進入高齡化社會，老年人口漸漸增加，相關疾病與照護問題也越加受到重視；但老年人的心理健康及精神問題，卻常容易遭到忽略。在臺灣，老年人口是指年齡達六十五歲以上者，根據統計，老年人中有憂鬱情緒甚至疾病困擾者，達7%～20%之多（包含就診與未就診的比例）；也就是說，臺灣將近三百萬名老年人口中（至一〇四年十一月的統計約為兩百九十二萬），至少就有二十多萬名老人憂鬱症患者。

關於老年憂鬱症的發生，原因十分複雜，與年輕族群大多因遺傳影響或受壓力事件引發不同，老年族群的憂鬱情緒，和身體疾病、生活及環境變化有著更高度的相關。引發老年人憂鬱症的原因大致有下列幾點：

一、慢性疾病與身體機能老化

由於年紀增長，老年人罹患身體疾病的機率，常較其他年齡層來得高，其中又以治癒不了的慢性病為多，不僅只能以藥物控制、減輕症狀，數種疾病並存的情況也很常見。長期的病痛折磨、或是無法好轉的絕望感，都會使老年人感到情緒低落，甚至萌發輕生的念頭。

而少數特殊體質者，也會因某些治療藥物而有誘發憂鬱症的可能；當老年人身患多種慢性病，必須多重用藥時，更要注意用藥的安全及副作用，觀察是否有不良反應產生。

除了疾病問題，隨著老化出現的機能減退，如：視力模糊、齒牙動搖、記憶力衰退、行動遲緩、失眠或早醒等睡眠障礙，都會使得身體的控制感及生活的自主性受到影響，這也是老年人情緒沮喪的原因之一。

二、腦部退化及相關疾病

憂鬱症不僅是心理的疾病，更是大腦的疾病。腦部的退化或病變，可能導致憂鬱症的發生；罹患憂鬱症卻不治療，亦會使得腦部功能受損、退化。

有許多腦部神經性退化疾病，如阿茲海默症、血管型失智症、巴金森氏症等，初期症狀都與憂鬱症十分相似；而老年憂鬱症常出現的症狀「健忘」，也常被誤以為是失智症的表現，所以必須輔以詳細的腦部檢查，才不至於有誤診的情形產生。

不過，憂鬱症經過治療之後，健忘的症狀會逐漸得到改善，但失智症則不然；若遇上憂鬱症與失智症同時發生，就必須先治療憂鬱症狀，否則會導致腦部退化與失智症狀更加惡化。

多重慢性疾病（例如癌症、心臟病、糖尿病、心血管疾病、肝病、慢性腎臟病、腸胃疾病等），與老年憂鬱症也有共病的情況，生理上的病痛如果沒有處理好，身體狀況越來越惡化，也可能因此引發憂鬱症。

三、生活失去重心，缺乏家庭與社會支持

進入老年期後，生活重心由職場轉回家庭，社交活動與人際往來也隨之減少，容易使老年人產生孤單、無目標、無重心等感受，也可能發生適應不良的情況，進而引發憂鬱症。此時期因社會支持力量減少，家庭支持相對變得更加重要，倘若老年人的家庭支持不佳，例如：子女鮮少給予關心或陪伴、鰥寡者或一人獨居者，也會提高老年憂鬱症的風險。

四、重大失落事件的衝擊，是引發老年憂鬱症的關鍵

伴侶、親人與朋友的生病及離世，無疑是老年期最常面對的情感重大失落，不僅會增加老年人的孤獨感，也可能使他們感傷來日無多。當家中長輩失去極為親近的人時，一定要多加留意他的情緒狀態，特別是離婚或喪偶衝擊，這也是老年男性常見的自殺動機。其他如金錢上的損失、經濟或生活方面的壓力等，都可能影響老年人的情緒。

為了預防老年憂鬱症上身，建議老年人應保持規律的作息與運動的習慣，並注意攝取充足的營養，以維持身體健康；在離開職場後，也不妨多接觸自己有興趣的事物，讓生活有新的重心及動力。

老年憂鬱症的症狀

關於老年憂鬱症的診斷標準，與一般憂鬱症相同，需符合九大症狀中的五項以上，且時間持續超過兩週，例如：情緒低落、對事物失

去興趣或不愛出門、體重上升或減輕、失眠或嗜睡、時常感覺疲倦、注意力不集中或思考遲鈍、動作遲緩、自殺的意念或企圖等，這些都是辨識憂鬱症的基本準則。

但是，老年憂鬱症之所以診斷不易、容易遭到忽略，與某些症狀的表現特性有很大關係，這也是老年憂鬱症和一般憂鬱症不同之處，有的醫師會將其歸類為非典型的憂鬱症，不過原因仍與老年人的身心狀態、教育文化背景有關。

一、身體症狀難以判斷病因

憂鬱症所表現的生理症狀，常與許多慢性疾病的症狀類似，例如健忘之於失智症、疲倦之於慢性肝臟疾病、食慾不振之於腸胃疾病等。當這些身體症狀出現時，醫師與家屬多半會先歸因於憂鬱症以外的疾病，較不會朝老人憂鬱症的方向判斷，因而錯失了治療的先機。

這些不適的症狀，是由身體疾病造成，還是因憂鬱症所引起？都需要靠醫師在臨床上的仔細詢問及檢查才能確認。很多時候，也可能是身體疾病與憂鬱症相互影響的結果，或是因憂鬱症而加重了原本疾病的症狀表現。

二、較常抱怨身體症狀而非情緒

根據臨床上的經驗，有不少老年人在感受到憂鬱情緒時，大多不會直接說：「我心情不好」或「我不開心」，而是常以抱怨身體不舒服來表達，例如：「我睡不好」、「我吃不下」，或是「身體哪裡痛、哪裡痠」、「感覺人倦倦的」。特別是年齡較大，或是較缺乏心理衛生知識的老年人，他們常常很難意識到，原來這種身體「不爽快」的感覺，就叫做「憂鬱」、「低落」。

若家中長輩頻繁抱怨不舒服，做了檢查卻找不出病因；或原以為是身體疾病，吃了藥卻效果不佳，這時一定要注意其情緒狀態，並觀察是否有其他症狀？切莫一味認為長輩只是在無病呻吟、或僅是微不足道的小毛病，有可能因此忽略憂鬱症的存在，造成病情加劇。

三、否認或鮮少表露憂鬱情緒

相較於其他年齡層，老年人對於自身情緒的變化、生活功能的喪失，顯然較不敏感，某部分是由於他們自覺身體功能及支持系統的強度，早已不如從前，因而認為情緒退縮、低落，是老化的正常反應。在老一輩的教育觀念裡，也有情緒問題無須求助醫療，或是心理問題羞於向人啟齒的顧慮。

有些老年人則因自尊心較高，即便身心狀況不適，也不輕易表現軟弱、或向他人尋求協助，但在情緒過度積壓的情形下，反而容易變得焦躁、看什麼都不順眼，令晚輩覺得老人家只是「鬧情緒」、「老番癲」，沒有察覺這可能也是憂鬱情緒的另一種面貌。

四、與失智症初期症狀類似

憂鬱症與失智症的相關性很高，它們都屬於老年人口常見的心智障礙，也是造成老年人失能的主因；由於憂鬱症和早期失智症，在症狀上有許多相似的表現，如：記憶力變差、認知障礙、社交退縮、動作遲緩等，因而臨床鑑別並不容易。

值得注意的是，憂鬱很可能是失智症的初期症狀，未得到治療的憂鬱症也有演變為失智症的可能，兩者間牽一髮而動全身的緊密性遠超乎想像；不同的症狀發展，在治療方式上更是大相逕庭，但不論是哪種情形，越早就醫、改善的空間就越大。

止不住的哀傷：複雜性喪慟

不論是否身為憂鬱症患者，痛失至親或所愛的人，都會使人產生悲傷、思念、痛苦的情緒，也可能茶飯不思、夜難安寢；這樣的「哀慟反應」是一段正常的必經過程，每個人處於喪慟的時間與程度也有所不同；但，如果哀慟的反應過於異常、耽溺過久或已經對當事人造成困擾，很可能就會成為一種病症。

異常的哀慟反應，也被稱為「持續性複雜喪慟症（Persistent

Complex Bereavement Disorder）」，在DSM-5中歸類於其他特定創傷或壓力相關疾患之下；患者會至少經歷以下狀況一種：

（1）對過世者持續懷念；

（2）對死亡的強烈悲痛；

（3）被「對過世者的思念」占據生活；

（4）被「死亡的想法」占據生活等；

同時，還會產生某些對死亡及自我的困擾反應。

當出現下列這些困擾反應至少六項，且狀況持續超過十二個月以上（小孩是超過六個月），就代表哀慟情緒已經影響到身心及生活，有接受醫療協助的需要：

（1）難以接受過世者已經死去。

（2）不相信過世者已經死亡，或表現得情感麻木。

（3）無法正向的回憶過世者。

（4）對過世者的死亡感到生氣或痛苦。

（5）因過世者的死亡而對自己產生負面評價，如自責。
（6）逃避去接觸會回想起過世者的人事地物。
（7）想和過世者一起死去陪伴他。
（8）過世者死亡後覺得孤單、無法再相信其他人。
（9）過世者死亡後覺得人生毫無意義，或是無法再生活下去。
（10）對自己在生活中的角色感到困惑，或感覺自己的一部分跟隨著過世者死去了。
（11）對喜歡的事物失去興趣，或不願意出門活動、交朋友。
（12）哀慟的症狀已經明顯對生活、工作或家庭等其他功能造成困擾。

雖然，複雜喪慟症和憂鬱症並不相同，但從實際的臨床經驗來看，有部分憂鬱症患者苦於喪親的失落，特別是年長者，他們難以從失去親人的打擊恢復，終日活在對逝者的思念或自責之中。而處於複雜喪慟症的人，也有近一半的比率達到憂鬱症的診斷，身體狀況也會連帶受到影響；某些研究甚至發現，在至親死去前三個月，哀慟者的死亡率比一般人來得高，原因多為自殺、突發性的心臟病、癌症等。

我們無法確定，若陳老先生沒有老年憂鬱症的困擾，在哀慟反應的影響下，是否也會發生自殺舉動，但病態的哀慟反應與憂鬱和自殺的高相關性，是可以被確認的、也值得去注意的；特別是逝者因意外驟逝、對逝者懷抱自責感、與逝者關係緊密，或是彼此間情感複雜的人，產生異常哀慟反應的比例就越高。

親人死亡的失落與哀慟，往往沒有一定的復元期限，對每個人的影響程度也不同，不過對於老年人來說，喪偶確實是常見的失落事件。而共同經歷喪親失落的家人，也是幫助他們面對哀慟、走出哀慟的最好對象，無須刻意要求長輩去談論或回憶，不妨採取從旁陪伴、關懷的態度，讓家庭成為最好的情緒支持。

老年憂鬱症的治療

老年人的憂鬱疾患之所以亟需重視，不僅因為老年憂鬱症的盛行率高、就診率偏低，更由於此疾病對老年人健康的諸多影響，以及可能產生的自殺問題；憂鬱症致命的危險性，其實並不亞於心血管疾病、癌症等各種慢性疾病，萬萬輕忽不得。

所幸，老年憂鬱症並非難以治療，也可以完全康復，所以切勿諱疾忌醫或不以為意，否則憂鬱症病情一旦惡化，不只會使原有疾病的病況加重，也可能導致各種行為症狀、失智退化，甚至是長期臥床、生活失能的情況發生。

目前治療老年憂鬱症，仍是以藥物治療為主，並輔以心理治療，但相較於年輕人，老年人服用抗憂鬱劑需要更長的作用時間，同時必須顧慮病人是否有其他慢性疾病，盡量使用副作用較少的藥物。而且，老年憂鬱症的復發機率很高，一復發經常是達到重鬱症的程度，因此一旦開始治療，就不能半途而廢，也應規律服藥、不自行減藥或停藥；即使已經康復，仍需持續治療並追蹤半年以上，以避免短期復發的可能。

此外，自殺問題的防範，也是老年憂鬱症治療的另一個重點。在所有年齡層中，老人是自殺率最高的一群，原因就在於他們會選擇致命性比較高的方法，而且時常警訊不明、獲救性也不強。憂鬱症雖不是自殺發生的唯一原因，但的確有極高比例的重鬱症患者會出現自殺意念及行為；倘若再加上喪偶、獨居等危險因素，自殺的風險就會變得更高，像陳老先生就是典型的個案。

我們回頭審視陳老先生的案例，可以推論引起他憂鬱症復發的主因，應該是配偶離世的重大失落，以及過去十年間，放棄工作、獨力照顧太太所累積的壓力。再加上，陳老先生的個性強勢、責任感重，許多事都不願假手他人，堅持自己一肩扛起，因此不難想像，陳老先生可能習慣壓抑自己的情緒，就算悲傷或憂鬱也很少表現，使家人更難察覺他的異樣。

縱觀陳老先生的憂鬱症歷程，從十年前的首次發作、復元，到喪偶後的再度復發，陷入重鬱症的自殺危機，也點出了老年憂鬱症需要注意的各個面向。

首先，當長輩的生活環境發生劇烈改變，或遭遇重大失落事件時，家人應特別留意其身心狀態，很可能就如陳老先生般，僅出現失眠、食慾不振、社交退縮等狀況，而沒有太多的情緒表現；同時，也應考量長輩的個性，是否屬於不擅表露困擾的類型？有時莫名的焦躁暴怒或行為反常，也是憂鬱警訊的一種。男性老人的重鬱症及自殺率，比女性老人要來得高，這與男性性格大多較沉默、壓抑，也較不願向人示弱有一定關係。

重鬱症患者出現自殺意念及行為的機率非常高，但大多數都不會明顯表露出來，特別是老年人，很可能僅是偶爾一、兩句話提及，所以家人對其言行都要多加觀察留意，也不要讓他們獨處或獨居。

有許多重鬱症的老年人，他們家庭的關係常常是破碎的、疏離的，即使生了病、自殺了，家人依舊置之不理，甚至逃得遠遠的；當然，這其中有老人本身性格、以及憂鬱症的行為問題影響，他們也大多有著非常深的寂寞感和孤獨感。種種因素下，使得這些老人暴露在獨居又憂鬱的高風險之中。雖然目前的社會福利制度，已有許多針對獨居老人的訪視與個案管理服務，根本的解決之道仍必須依靠家庭系統，及社會系統的支持。

老年化社會來臨，高齡人口無疑已成為一個主要的族群，因而整體社會對待老年人也應有正確的態度，除了以尊重、體諒的心態，來看待他們的情緒變化，也應以耐心、關懷的態度陪伴，增加互動，建立更有力的社會支持系統，可以減少老年人的孤獨感，降低老年憂鬱症的發生。

✿ 面對自殺危險警訊，如何與對方溝通？

許多重鬱症病患都有過自殺的念頭，身邊的人要多觀察，不要忽略他們求助的警訊。下頁我們整理出一張面對種種「自殺警訊」時，可以做為參考的對應方式。

·自殺警訊與因應·

自殺警訊	你可以這樣做……
情緒方面: 異常緊張不安、憂鬱、心情低落、出現易怒、悲觀、或無感情的人格改變。	試著辨識出對方異常、極端的情緒變化，主動接近、積極關懷。
行為方面: 飲食或睡眠突然改變、酗酒、出現退縮的行為，無法與家人及朋友相處；突然想要收拾個人事物或立遺囑、突然將心愛或貴重的物品轉送他人。	留意對方行為表現的改變之處，以關懷的口吻了解近期行為變化的原因，並主動詢問其心情變化。
心理方面: 強烈感受孤獨、無助無望的感覺，或自我憎恨，感到自責、無價值或羞愧。	盡量花時間積極聆聽對方的感受，試著少說、多聽對方的想法，切記不給予建議或批評其負面想法。
間接的自殺意念傳達: ● 活得像行屍走肉 ● 想去一個遙遠的地方 ● 生活過得太痛苦了 ● 一覺不醒也沒有關係 ● 活著沒價值/沒意義/沒人在乎 ● 想要永遠解脫 ●（反覆）自我傷害	留意對方是否近期因壓力源而感到苦惱，試著傾聽其煩惱與自殺的想法，積極觀察對方近期的生活型態是否有顯著的改變，例如失眠、睡眠過多、日夜顛倒等，以至於影響其應有的功能表現，如學生曠課輟學、工作進度嚴重落後等。
直接的自殺意念傳達: ● 口頭表達想死的意願 ● 傳遞自殺意念的訊息（如藉由網路、書面或口頭） ● 表示正在規劃自殺計劃 ● 反覆提到死亡或自殺	勿直接將對方的自殺想法壓抑下來，可針對其自殺的想法了解原因並多探索是否有行動的可能性，例如具體成型的計畫、購買來路不明的藥物並有強烈的自殺意圖等。
近期發生重大生活事件: ● 人際關係問題，例如：和配偶、家人、朋友或情人吵架、被重要的人拒絕、婚姻觸礁、分居 ● 工作或財務狀況出問題，例如：失去工作、退休、欠債 ● 過度悲慟，例如：喪親後想跟親人一起離開人世 ● 其他壓力源，例如：羞辱、擔心自己被發現是有罪的	多給予口頭關懷及陪伴，了解這些事件是否造成心理嚴重的失落，和對方討論可行的舒壓與問題處置策略，提供心理支持、實質幫助或有用的資訊，灌注希望感。若有負向想法及自殺企圖，須轉介至醫療處置並持續追蹤預後。

腦袋裡的二三者

——談重鬱症與幻聽

憂鬱程度

來自憂鬱的悲傷囈語

「阿彥，我們還是分手吧！」

電話那端，聽見女友冷冷地說出「分手」兩個字，阿彥的眼淚流了下來。

「寶貝，妳不要離開我好不好？求求妳！失去妳我會活不下去……」

從前幾天開始，阿彥的女友就拒不見面，無論他如何苦苦哀求，始終改變不了對方想要求去的決心。

「阿彥，不要再拿死來要挾我了！每次只要我們吵架，你就什麼事都沒辦法做，遇到問題也只會消極地逃避，不是整天躺在床上睡覺，就是喝酒亂發脾氣，也不去工作。你看看自己，瘦得人不像人、鬼不像鬼的，我真的覺得你生病了。去看醫生吧！放過你自己，也放過我，好嗎？」

女友劈哩啪啦地說完，不等他開口就將電話掛斷，隨機關機，任他怎麼打也打不通。

阿彥抹了抹臉上的淚水，打算以酒精麻痺心中悲傷的感覺，因此起身想走到冰箱前看看是否還有未開的啤酒，卻覺得渾身無力，只能繼續躺在床上盯著天花板。

「哎呀！你又被女人甩了啊！你這個可憐蟲。」

「她一定是發現你精神有問題才跟你分手的。」

「既然你這麼痛苦，不如死了算了吧！」

耳邊有人開始對他說話，嘲笑他有多麼沒用、多麼失敗，就像女友在分手前講的話一樣。阿彥聽了覺得更難受，他用雙手大力摀住耳朵，仍然阻止不了這些聲音從四面八方而來。

在感情的世界裡，阿彥是個常敗軍，每次戀愛總以悲劇收場。他猜想自己應該是受到了詛咒，這輩子注定遇不到真愛。

阿彥的父母，生下姐姐和他之後，沒幾年就離婚，母親帶著他改嫁，還是找不到好男人。也因此，面對兩性關係時，他並不樂觀，和女友發生問題時更是習慣逃避。

高三那年，阿彥與同校的初戀女友分手，開始拒食、失眠，整個人變得行動遲緩，也不願意去學校，甚至連最重要的學測大考都放棄了。家人察覺情況有異，帶他到精神科就診，才發現他罹患了憂鬱症。

幸好經過治療後，阿彥恢復了健康，也順利上大學就讀。只是他對於感情仍然十分依賴，情緒會隨著交往狀況的好壞起伏不定；也因為怕被女友知道他的病情，連服藥返診也不規律了。家人發現，每次阿彥面臨分手的打擊，憂鬱症狀都會加劇，有幾次甚至想跳樓輕生，嚇得家人不敢讓他一個人出門。

而這樣的惡性循環，也影響到學業與工作，阿彥大學唸到一半就輟學，找不到固定的工作，就算去打臨時工，回來也是抱怨連連，做不到幾天就放棄。他時而低落、時而暴躁的情緒，讓同住的家人感到十分困擾；最近阿彥竟然對他們說，經常聽到有人在他耳邊說話，內容大多與自殺、死亡不脫干係，嚇得阿彥的母親不敢上班，就怕獨自留他在家會發生危險。

「走吧！我們到樓上去，從那裡跳下來吧！」

「從樓上跳下來，一切問題就解決了。」

「快跳！現在大家都在睡覺，沒有人會阻止你。」

迷迷糊糊間，那些聲音又叫醒了阿彥，不斷告訴他，只要結束生命就可以結束痛苦。

在那些聲音的帶領下，阿彥打開門、搭乘電梯到自家大樓的樓頂，晚上的冷風讓他的神智稍微清醒了些，這時他突然好想找個人說說話……他想起前陣子曾經打電話到自殺防治中心，那裡的小姐留了手機號碼給他，並與他約定好，如果發生緊急狀況的話，一定要告訴她。

阿彥撥通了電話，絮絮叨叨地說起分手的悲傷，以及耳畔那些催促著他跳樓的聲音，還有，一直以來為憂鬱症所折磨的苦痛……

自殺防治中心的工作人員接到這通電話時，她一邊有耐心地聆聽，一邊趁機詢問阿彥人在何處、家中是否有其他人，並通知阿彥的家人前往樓頂，阻止了一場憾事發生。

之後，家人帶阿彥回診，才發現由於未規律服藥、定期返診追蹤狀況，他的憂鬱症在歷經多次復發後，已經惡化到重鬱症的程度，甚至出現了幻聽的精神症狀。醫師建議家人讓他住院治療，度過重鬱症發作的急性期。

嚴重憂鬱症可能引發幻聽

很多重鬱症患者跟案例中的阿彥一樣，除了憂鬱症之外，有時還會伴隨幻聽，出現自言自語的狀況，讓旁人感到害怕與不安，甚至懷疑他「中邪」。

幻聽是「思覺失調症（精神分裂症）」的一種症狀，是指患者耳中不斷聽到實際上不存在的聲音，一開始可能是耳鳴，像是一種噪音，過一陣子就變成有人在跟他說話的聲音，聲音從一個人到很多人都有可能。

當出現幻聽時，患者剛開始可能覺得干擾，久而久之就習慣了，並且開始跟聲音對話。像是阿彥感覺耳中的聲音們催促他去跳樓、去自殺，並且說這樣就解脫了！類似的情況，很多重鬱症患者都曾發生過。

幻覺、幻聽的產生，跟腦中神經傳導物質失調、腦內功能運作失常有關，必須經由專業的治療及規律的服藥，病情才能獲得控制。此外，若患者出現幻聽的情況時，醫護人員也會請他回想：「聽到什麼聲音？什麼內容？」、「會不會覺得奇怪」、「喜不喜歡這個聲音」。除了服藥控制之外，通常會教導病患辨識聲音的真假，建立自我控制感。

幻聽，有時就像在跟腦海中的惡魔對話一樣，經常會帶給患者許多困擾，當周遭的親友出現憂鬱症並且經常喃喃自語時，請先別急著要他們回到現實，記得多付出一些同理心，試著理解他們的情緒困擾，並且鼓勵他們好好接受治療，才能讓病情得到更好的控制。

註：書中所描述的案例，都是我們臨床上常見的病人，為了病患的隱私，針對身分資料，我們都做了改編，若有雷同，純屬巧合。特此說明。

附錄

遠離憂鬱的抒壓撇步

簡單抒壓的方式不但有助於轉移情緒、放鬆身心，也有助於正向情緒與專注力的培養。對於有情緒問題的病患來說，學習抒壓技巧是自我復元過程中的一項重要功課；壓力的抒解對陪伴的家屬而言也是同樣重要，只要平時多加練習，即使只是簡單的抒壓技巧，也能達到一定的舒緩效果。

接下來介紹「靜心呼吸法」及「肌肉放鬆法」，前者能藉由深沉的腹式呼吸方式，達到刺激腦內啡分泌、消除壓力的效果；而後者則是靠著冥想或肌肉收縮、放鬆的過程，達到全身放鬆的效果。

靜心呼吸法

呼吸是生命的核心，但大多數的時間，一般人都沒有意識到這賦予生命的活動，進行「靜心呼吸法」這項練習將帶你學習如何專注在當下的吸氣和吐氣之中，調整呼吸，拋開憂慮。

在開始靜心呼吸法之前，請先為自己準備一個舒適、不會受到干擾的空間。

練習的時間不限，五分鐘或十分鐘都可以，只要掌握吸氣七秒、吐氣十一秒的訣竅（簡稱7-11呼吸技巧），就能幫助情緒放鬆，也有助於提升自我覺察的能力。

吸氣和吐氣請掌握7-11的節奏，吸氣七秒、吐氣十一秒。如果你是初學者，可以先從吸氣三秒、吐氣五秒的節奏開始嘗試，慢慢練習。當你完全放鬆的時候，就可以從這緩慢舒緩的呼吸中，達到心靈的安適。

步驟一

請坐在椅子上，調整成舒適的坐姿，雙腿平放，雙腳接觸地面，手輕輕地放在大腿上。在練習過程中，你可以閉上眼睛，也可以放鬆地張開眼睛。

步驟二

請先用二十秒的時間，練習感受一下呼吸時空氣進入和離開身體的感覺。吸~吐~吸~吐~重複約三~五次。

當你吸氣與吐氣時，提醒自己這個練習的目的，是在持續融入觀察自己每次呼吸的瞬間，全心投入於每次的吸氣和吐氣。

這段時間，你可能發現自己出神地想其他事情，這是完全正常的。出現這種情況時，只需溫柔地將思緒帶回呼吸上，提醒自己，你在做的只是盡自己所能的持續專注在呼吸上。

在練習的過程中，讓你的身體自在呼吸，不用試圖控制它。不管你當下的感覺是什麼，都是好的；無論感覺到放鬆與否，都繼續專注於吸氣與吐氣，吸~吐~吸~吐~

●步驟三

將注意力移到你的身體，試著感受下腹部的感覺，你會觀察到：在吸氣時，腹部膨脹，就像一個填充空氣的氣球；而在吐氣時它會縮小，就像一個平緩縮小的氣球。

在接下來的一分鐘，請你專注於腹部膨脹和縮小的感覺，不需要改變呼吸的方式，只需要專注在腹部的感覺。然後，試著讓你的腹部膨脹後再縮小，重複約三～五次。

●步驟四

接著，嘗試將注意力放在你吸入的空氣，想像一個點跟著空氣進入你的鼻孔，傳遞到你的肺部，然後往下傳到你的橫膈膜，觀察這個點如何再往上移動起來，從橫膈膜到達肺部，再通過你的鼻孔。

試著想像這個循環像是一波又一波溫柔的海浪，每一波或許有些不同，每次都像一個新的起點，並一次次地回到當下。體會這一波波的海浪，讓它拍打著你，重複三～五次的呼吸循環。同時，試著仔細體會每一次吸氣時，鼻孔溫度細微的變化，你會注意到每次吸氣時鼻子有點涼涼的感覺，現在開始，繼續呼吸循環三～五次。

● **步驟五**

現在，把你的注意力從呼吸練習轉移到當下，完成此次的練習。

從現在開始，你可以每天練習這種正念呼吸的方法，不管是短短的五分鐘，或是給自己十～二十分鐘的專屬時間。你可以在睡覺前練習，也可以在白天感覺到有壓力時，透過7-11呼吸技巧，達到暫時的放鬆。

試著讓這種抒壓呼吸法成為生活形態，融入你的日常生活當中，你會更加了解它所帶來的好處。

肌肉放鬆法

在開始練習肌肉放鬆法以前，請先坐在椅子上，調整成你覺得最舒服的姿勢，接著閉上眼睛，放鬆心情。

做一次完整的肌肉放鬆法，大約需要十五分鐘的時間。當我們逐一跟著步驟放鬆全身的肌肉後，你會感到無比輕鬆，焦慮、緊張的感覺也一掃而空。

●步驟一

首先，由臉部肌肉開始，從前額、眼睛周圍到嘴唇，感覺每一部分的肌肉都漸漸放鬆。當你覺得前額、臉、下顎的肌肉放鬆時，試著將這種放鬆感延伸到兩腳，讓全身都放鬆下來。

●步驟二

接著，讓你的前額兩邊、頭部後方、頸部和肩膀的肌肉放鬆下來，直到感覺每一個部位的肌肉都非常放鬆。

●步驟三

請慢慢地、輕輕地深呼吸，吸氣～呼氣～再吸氣～呼氣～讓自己感到平靜和放鬆。

●步驟四

接下來要放鬆的，是從肩膀開始到腰部的每一條背部肌肉，請將裡裡外外、前前後後的肌肉都放鬆開來，感覺所有的緊張、焦慮、挫折感，都從你的手臂、手指消失。這時，你的手指也許會有刺刺麻麻的感覺，但別擔心，繼續放鬆就對了。

●步驟五

感覺從肩膀到手肘、從手肘到手指的每一吋細微的肌肉都開始放鬆，非常放鬆，再放鬆。

●步驟六

現在，放鬆你的胸部到腹部的肌肉，感覺原來拉緊的肌肉開始放鬆開來，全身有種放輕鬆、很平靜的感覺。

●步驟七

請慢慢、輕輕地深呼吸，吸氣～呼氣～吸氣～呼氣～覺得全身每一條肌肉都放鬆開來；當你放鬆的時候，感覺是非常舒服、非常美好的。

●步驟八

將你的臀部和大腿開始放鬆，在放鬆的過程中覺得很舒服，直到感覺臀部和大腿的每一條肌肉都完全放鬆。

●步驟九

接著，放鬆你的大腿到腳踝的肌肉，感覺每一條肌肉都非常的放鬆，並繼續維持目前全身極度放鬆的狀態，讓自己沉浸在這種感覺裡面，心情平靜。

●步驟十

試著想像自己正在一個很舒適的房間裡，牆上掛著畫，地上鋪著地毯，還有播放一些音樂。你躺在一張躺椅上，在柔和的燈光下，感覺非常溫暖、舒服、放鬆。

在這麼棒的環境裡，你全身的肌肉及心情都完全放鬆了，進入很深層、很投入的放鬆狀態，先前所感受過的緊張、焦慮都消失了。

等一下當你起身的時候，這種感覺仍然會一直跟隨著你。

●步驟十一

現在，在心裡默默地從一數到五。

1、慢慢張開眼睛，但你仍然覺得完全放鬆。

2、眼睛完全張開了，你已經沒有緊張、焦慮的感受。

3、試著慢慢坐起身來，放鬆的感覺仍然存在。

4、坐直身體，感覺全身的肌肉是放鬆的。

5、你可以開始活動身體，並記住此刻全身放鬆的感覺。

國家圖書館出版品預行編目資料

解憂診療室 / 吳佳儀・李明濱著. -- 初版. -- 臺北市 : 平安文化, 2016.12　面；　公分. -- (平安叢書；第543種)(真健康；49)
ISBN 978-986-93608-8-3 (平裝)

1.憂鬱症

415.985　　105020896

平安叢書第543種
真健康 49

解憂診療室

作　　者—吳佳儀・李明濱
發 行 人—平雲
出版發行—平安文化有限公司
台北市敦化北路 120 巷 50 號
電話◎ 02-27168888
郵撥帳號◎ 18420815 號
皇冠出版社（香港）有限公司
香港上環文咸東街 50 號寶恒商業中心
23 樓 2301-3 室
電話◎ 2529-1778　傳真◎ 2527-0904
總 編 輯—龔槵甄
責任編輯—蔡維鋼
美術設計—嚴昱琳
著作完成日期— 2016 年 08 月
初版一刷日期— 2016 年 12 月
法律顧問—王惠光律師

讀者服務傳真專線◎ 02-27150507
電腦編號◎ 524049
ISBN ◎ 978-986-93608-8-3
Printed in Taiwan
本書定價◎新台幣 300 元 / 港幣 100 元